U0255594

医学病例集系列丛书

WAIKE JIBING ZHILIAO JI HULI
BINGLI JINGXUAN

外科疾病治疗及护理

病例精选

主编　余丽娜　郭　巍　王慧群
　　　颜丽艳　于　鹏　赵宏波

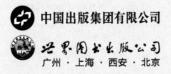

中国出版集团有限公司

世界图书出版公司
广州·上海·西安·北京

图书在版编目（CIP）数据

外科疾病治疗及护理病例精选 / 余丽娜等主编. --

广州：世界图书出版广东有限公司，2024.12. --ISBN

978-7-5232-1907-2

Ⅰ. R6

中国国家版本馆CIP数据核字第2025SQ9961号

书　　名　外科疾病治疗及护理病例精选
　　　　　WAIKE JIBING ZHILIAO JI HULI BINGLI JINGXUAN
主　　编　余丽娜　郭　巍　王慧群　颜丽艳　于　鹏　赵宏波
责任编辑　刘　旭　曾跃香
责任技编　刘上锦
装帧设计　米非米
出版发行　世界图书出版有限公司　世界图书出版广东有限公司
地　　址　广州市海珠区新港西路大江冲25号
邮　　编　510300
电　　话　（020）84460408
网　　址　http://www.gdst.com.cn
邮　　箱　wpc_gdst@163.com
经　　销　新华书店
印　　刷　广州小明数码印刷有限公司
开　　本　787 mm × 1 092 mm　1/16
印　　张　12.5
字　　数　503千字
版　　次　2024年12月第1版　　2024年12月第1次印刷
国际书号　ISBN 978-7-5232-1907-2
定　　价　148.00元

前 言
Foreword

  外科学是现代医学的一个重要组织部分，主要研究如何利用外科手术的方法去解除患者的病痛，从而使患者得到治疗。随着近年来医学科学的迅速发展，外科的内容也不断地更新和增加，外科疾病的诊治手段也发生着日新月异的变化。作为一名医生或即将成为医生的医学生，为适应新形势应需不断学习和提高，在自己的专业范围内汲取新的知识，掌握先进的技术，才能成为一名合格的医生以适应社会的需求。

  本书精选典型的病例，将理论与实践相结合，展现各位专家对典型、常见或疑难疾病的分析、诊断、治疗及护理要点。本书中的病例用层层分析的方法，进行广泛、深入的讨论，并将与之相关的临床和基础问题进行横向联系。

  虽然本书在编写过程中，力求全书的体例、内容统一，但由于水平有限，书中难免有不足和错误之处，恳请广大读者提出宝贵意见，以便我们修正。

编 者

目 录
Contents

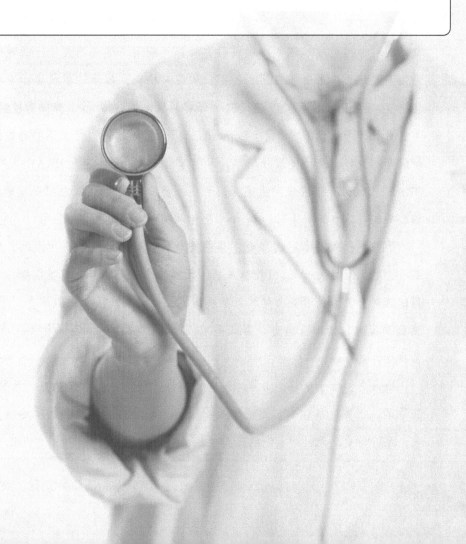

第一部分

外科疾病治疗病例精选

病例 ① 甲状腺乳头状癌

一、病例简介

患者，女，22岁。入院时间：2024年3月7日。

主诉：查体发现甲状腺肿物1月余。

现病史：患者1月余前查体发现甲状腺肿物，位于左侧，约1cm×1cm大小，无饮水呛咳、吞咽不适、手足抽搐、呼吸困难、声音嘶哑、发热、寒战、局部红肿、局部疼痛、乏力、恶心、呕吐、多饮、多食、多尿、消瘦、腹泻、多汗、食欲不振、性格改变、双手细微震颤、心悸、胸闷、憋气等症状，病程中肿物无短期内明显增大、局部胀痛感，行甲状腺超声检查，提示"甲状腺：甲状腺左叶钙化结节，TI-RADS 4c类，建议FNA颈部Ⅵ区淋巴结增大"，穿刺活检病理报告为："（左侧甲状腺结节穿刺涂片）Bethesda分级：Ⅲ级，倾向意义不明确的细胞非典型性病变。少许滤泡上皮核膜增厚，可见核沟，如有必要可行BRAF检测"。BRAF：BRAF（V600E）基因未发生突变；于院外会诊结果提示"（左侧甲状腺穿刺）甲状腺乳头状癌，非典型性"，为求手术医治住院。

既往史：无桥本甲状腺炎、格雷夫斯病、炎症性肠病、白癜风、系统性红斑狼疮、类风湿性关节炎、1型糖尿病、干燥综合征等自身免疫性疾病，否认幼年期颈部放射史，否认肝炎、结核、疟疾病史，否认高血压、心脏病史，否认糖尿病、脑血管疾病、精神疾病史，否认手术、外伤、输血史，否认食物、药物过敏史，预防接种史不详。

个人史：生于原籍，久居本地，无疫区、疫情、疫水接触史，无牧区、矿山、高氟区、低碘区居住史，无化学性物质、放射性物质、有毒物质接触史，无吸毒史，无冶游史，无吸烟、饮酒史。

家族史：家族中无类似患者。否认遗传病史。

检查：颈软，无抵抗，气管居中，颈部无畸形，活动可，声音无嘶哑，颈动脉无异常搏动，半坐位颈静脉未见充盈，肝颈静脉回流征阴性，双侧甲状腺未触及明显肿物。双侧颈部未及明显肿大淋巴结。甲状腺功能6项＋甲状腺球蛋白：促甲状腺素2.82mU/L，游离T4 15.34pmol/L，游离T3 5.51pmol/L，抗甲状腺球蛋白抗体377.2U/mL，抗甲状腺过氧化物酶17.17U/mL，促甲状腺受体抗体＜0.08U/L，甲状腺球蛋白1.97ng/mL；甲状旁腺素32.52pg/mL；降钙素1.34pg/mL。甲状腺增强（64排）：甲状腺左叶稍低密度结节，不除外恶性，请结合超声及病理结果。双侧颈部多发小/稍大淋巴结显示，请结合临床。双侧侧颈部未见明显可疑转移淋巴结。甲状腺、周围淋巴结超声：甲状腺双侧叶及峡部体积正常，形态尚可，实质回声尚均匀，左叶探及一枚极低回声结节，位于中部背侧，大小约1.0cm×1.1cm，形态不规则，呈分叶状，纵横比＞1，边缘毛糙、模糊，内部回声不均匀，可见点状微钙化。CDFI：结节内可见血流信号。颈部Ⅵ区探及增大淋巴结，大者约1.0cm×0.4cm，边界清，形态饱满，皮质增厚，淋巴门结构不清。

诊断　甲状腺乳头状癌。

二、诊疗经过

入院后积极完善各项检查，经充分的术前准备，在气管插管全麻下行经口腔前庭入路腔镜左侧甲状腺腺叶术，术中甲状旁腺快速识别，手术顺利。术中病理：（左侧甲状腺）初步考虑慢性淋巴细胞性甲状腺炎。术后给予引流及对症治疗，恢复良好。

手术过程：

术中见：左侧甲状腺体积无明显增大，其内未探及明显结节，左侧六区探及数枚质韧肿大淋巴结，大者长径约0.5cm，注意保护喉返神经及甲状旁腺，行左侧甲状腺腺叶切除，术中快速病理报告如下：（左侧甲状腺）初步考虑慢性淋巴细胞性甲状腺炎，冲洗置管后，生物胶粘合皮肤。术中诊断：左侧甲状腺良性病变，手术过程顺利。切除组织送病理。未输血，出血10mL。

术后病理报告：（标记左侧甲状腺）甲状腺乳头状癌（镜下直径约1cm），未侵及被膜。免疫组化：CK19（+），Galectin-3（+），TPO（部分-），CD56（-），BRAF（+），Cyclin D1（+），Ki67（1%+）。

三、知识拓展

甲状腺癌是常见的恶性肿瘤之一，按病理类型又将其分为乳头状癌、滤泡状癌、髓样癌及未分化癌，其中最常见的类型是甲状腺乳头状癌（papillary thyroid carcinoma，PTC），约占甲状腺癌的90%。其生长较慢、远处转移风险较低，恶性度也最低，任何年龄均可发病，多见于儿童或年轻（40岁前）女性，有些患者在儿童时期曾做过颈部X线治疗，5年生存率可近乎100%。

甲状腺乳头状癌首发症状为颈部无痛性肿块，多数随吞咽上下移动，少部分有声嘶、吞咽困难及压迫感，少数先发现颈部转移淋巴结后找到甲状腺内原发灶，也有以颈部弥漫性肿大诊断为甲亢手术时发现的。近年来在健康体检时意外发现的甲状腺癌病例也不在少数。

世界卫生组织（WHO）将肿瘤最大直径≤10mm的PTC（不论淋巴结是否转移）定义为甲状腺微小乳头状癌（papillary thyroid microcarcinoma，PTMC）。全球癌症报道指出，甲状腺癌新发病例中有50%以上为最大直径≤10mm的PTC，因此，最大直径≤10mm的PTC的诊断与治疗在甲状腺癌诊治中占有重要权重。PTC患者总体进展缓慢，预后相对较好，因此被很多学者认为是"相对惰性"的肿瘤。基于此考虑，美国甲状腺学会（ATA）指南在PTC（主要针对直径≤10mm）的诊断和治疗上存在降级倾向。然而，"微小癌"并不等同于早期甲状腺癌。基于临床上存在一组"微小癌"表现出"小原发灶大转移""小肿瘤但局部晚期"或是术后复发等具有侵袭性的生物学行为，WHO将"微小癌"这一分类取消，肿瘤大小不再作为PTC的亚型分类依据。我国目前甲状腺癌同质化、规范化治疗水平低，忽略我国与美国诊疗水平现状差异，盲目遵从美国ATA指南，对直径≤10mm的PTC诊疗降级，可能会引起我国PTC死亡率的上升。

四、讨论分析

甲状腺乳头状癌生长缓慢、分化好、恶性程度低、预后良好，因此，可行患侧腺叶和峡部切除＋Ⅵ区淋巴结清扫术＋术后的外源性甲状腺素的替代治疗。传统开放手术和各种腔镜手术均是临床常用的术式，患者能否从不同的手术中获益，需重点予以考虑。

颈前入路传统开放甲状腺手术常在颈部的皮肤上留下明显瘢痕，影响患者美容需求。与颈前入路传统开放甲状腺手术比较，经口腔前庭入路腔镜甲状腺手术（endoscopic thyroidectomy using the oral vestibular approach，ETOVA）的主要优势：①经口腔前庭入路腔镜甲状腺手术术中操作范围相对较小，无需在胸壁上建立狭长的皮下隧道，对组织和血管损伤程度轻，故更利于减轻手术创伤和患者的痛苦，促进术后早期恢复；②颈部无切口瘢痕，符合患者对美容效果的需求，可以提高患者手术依从性，尤其适用于瘢痕体质的患者；③经口腔前庭入路腔镜甲状腺手术视野清晰，操作便利，有利于清扫中央区域淋巴结，而且不会增加喉返神经及甲状旁腺损伤的风险。对于甲状腺微小乳头状癌患者，虽然经口腔前庭入路腔镜甲状腺手术时间较传统开放手术长，但其在术中出血量、淋巴结清扫数，以及术后引流量、VAS评分、美容满意度评分和住院时间等方面优势显著，提示经口腔前庭入路腔镜甲状腺手术治疗甲状腺微小乳头状癌患者具有良好效果和安全性。

由于经口腔前庭入路腔镜甲状腺手术的切口属于Ⅱ类切口，可能会增加术区和切口的感染风险，故围术期需注意：①加强口腔清洁，常规应用抗生素以预防感染；②术中操作应严格遵循无菌原则、严密止血，并在术区常规放置负压引流管，避免形成积血（液）引发感染。

综上所述，对于甲状腺微小乳头状癌患者，虽然经口腔前庭入路腔镜甲状腺手术的时间较颈前入路传统开放甲状腺手术延长，但手术创伤轻、美容满意度高、术后恢复进程短。临床可依据患者的病情、术者的经验及患者的需求予以选择。

病例 ❷ 乳房结节

一、病例简介

患者，女，57岁。入院时间：2024年6月15日。

主诉：体检发现乳腺结节1月余。

现病史：患者2023年10月7日于当地医院行超声检查发现左侧乳腺结节，伴钙化，考虑为BI-RADS分类4a级，建议进一步检查。病程中患者表面皮肤无破溃、红肿、瘙痒，无发热，乳头溢液、溢脓及溢血等症状伴随。为进一步明确诊断，于2023年10月9日至医院超声科行超声引导下乳腺结节穿刺活检术，穿刺病理（2023年10月10日）提示：间质纤维组织增生，部分导管上皮增生，不除外纤维腺瘤，结合临床。今为进一步诊治入院，门诊以"乳房结节"收入院。患者目前精神状态良好，体力正常，食欲正常，睡眠正常，体重无明显变化，大、小便正常。

既往史：7年前患甲亢，行^{131}I治疗半年后复查诊断为甲减，口服优甲乐150μg，早上服用，1次/日，具体控制不详。否认肝炎、结核、疟疾等传染病史，否认高血压、心脏病病史，否认糖尿病、脑血管疾病、精神疾病病史，否认手术史，否认外伤史，否认输血史，否认药物、食物过敏史，预防接种史不详。

个人史：生于患者出生地，久居于原地，无疫区、疫情、疫水居住史，无牧区、矿山、高氟区、低碘区居住史，无化学性物质、放射物、毒物接触史，无毒品接触史，无吸烟史，无饮酒史。

家族史：父母正常去世，兄弟姐妹6人，1姐1哥患有糖尿病，家族中无乳腺癌、卵巢癌及其他遗传病史。

检查：发育正常，营养良好，正常面容，表情自然，自主体位，神志清醒，查体合作。全身皮肤黏膜正常、无黄染，无皮疹、皮下出血、皮下结节、瘢痕，毛发分布均匀，皮下无水肿，无肝掌、蜘蛛痣。全身浅表淋巴结无肿大及压痛，头部正常，无畸形，眼睑无浮肿、下垂及闭合不全，结膜正常，眼球正常，巩膜无黄染，双侧瞳孔等大等圆，直径约为3mm，对光反射正常，外耳道通畅，无异常分泌物，乳突无压痛，无听力粗试障碍，嗅觉正常。口唇无发绀，口腔黏膜无异常，舌苔正常，伸舌无震颤、偏斜，齿龈正常，咽部黏膜正常，扁桃体无肿大，颈软，无抵抗，颈动脉搏动正常，颈静脉正常，气管居中，肝颈静脉回流征阴性。胸廓正常无畸形，胸骨无叩痛，双侧乳房对称，无异常。呼吸运动正常，肋间隙正常，语颤正常。叩诊清音，呼吸规整，双肺呼吸音清，未闻及干湿性啰音及胸膜摩擦音，心前区无隆起，心尖冲动正常，心浊音界正常，心率76次/分，律齐，各瓣膜听诊区未闻及杂音，无心包摩擦音，腹部平坦，脐部正常，无腹壁静脉曲张，未见胃肠型及蠕动波，腹部无压痛、反跳痛及肌紧张，肝脾肋下未触及，墨菲（Murphy）征阴性，全腹未触及包块，腹部叩诊呈鼓音，无移动性浊音，腹部振水音阴性，肝脏叩击痛阴性，双肾叩击痛阴性。听诊肠鸣音正常，4次/分，未及气过水音，直肠指诊未见异常，指套退出不带血。脊柱正常生理弯曲，四肢活动自如，无畸形、下肢静脉曲张、杵状指（趾），关节正常，双下肢无浮肿。四肢肌力、肌张力未见异常，双侧肱二、三头肌腱反射正常，双侧膝、跟腱反射正常，双侧巴宾斯基（Babinski）征阴性。双侧乳腺对称，无畸形，乳头无溢液、凹陷，皮肤无橘皮样改变，无酒窝征，乳晕无脱屑样病变。双侧乳房未触及肿物。双侧腋窝、锁骨上未触及肿大淋巴结。超声检查：左侧乳腺结节，伴钙化，考虑为BI-RADS分类4a级。超声引导下乳腺结节穿刺病理示：间质纤维组织增生，部分导管上皮增生，不除外纤维腺瘤，结合临床。

诊断　①乳房结节；②甲状腺功能减退。

二、诊疗经过

普外科常规护理，Ⅱ级护理，普食；完善血常规、生化、免疫、胸片、心电图等入院常规检验、检查。

超声引导下乳腺结节穿刺活检术：患者呈仰卧位，全麻成功后，常规消毒铺单。作包含肿物的左乳竖切口长约5cm，切开皮肤、皮下，顺利切除肿物，连同周围乳腺一并切除，生理盐水冲洗创面，仔细止血，间断缝合皮下组织，皮内缝合皮肤。手术顺利，麻醉满意，术中出血约2mL，未输血，标本送病理。

三、知识拓展

乳腺结节（mammary gland nodules）是由乳腺疾病引起的一种常见的症状，包括乳腺良性结节和恶性结节，对乳腺结节进行早期诊断以及鉴别诊断，可以指导临床制定治疗方案。

近年来，由于乳腺癌的发病率上升并开始出现年轻化的趋势，使得很多女性开始重视乳腺检查，当看到带有"乳腺结节"的检查报告时，也不免担心和害怕，下面就来为大家科普解答。

现代医学认为，乳腺结节与雌激素反常增高、刺激乳腺异常增生有关。目前城市女性大多工作压力大，经常熬夜，机体自身内分泌调节紊乱，容易导致雌激素反常增高，加之生活条件变好，部分患者不适当进食营养品及含雌激素的食物，也可致体内雌激素反常增高。此外，部分遗传因素、自身体质对激素敏感也容易出现乳腺结节。婚育、膳食、生活环境和遗传因素是乳腺发病的主要原因。

预防乳腺结节：①保持愉快的心情，少熬夜，戒烟戒酒，避免长期大量服用避孕药，避免服用激素类药品及食品；②慎食雪蛤、燕窝、蜂王浆、蚕蛹、鳝鱼、花粉等雌激素含量高的食物，少吃激素喂养的鸡、鱼等；③常规手术或微创术后，为预防乳腺结节再生，建议内服中药调理。医生会根据患者体质，辨证运用疏肝行气、活血散结、化痰利湿、补肾调冲等治疗方法，让患者服用中药或膏方，同时也会结合外用中药药膏贴敷渗透以软坚散结，综合改善患者乳腺疼痛、胀满、情绪抑郁烦躁、月经量少或周期不准等症状。

四、讨论分析

乳腺结节是常见的乳腺疾病，其良恶性鉴别对治疗方案的选择和预后判断具有重要意义。超声引导下乳腺结节穿刺活检术作为一种安全、准确的诊断方法，在临床中得到了广泛应用。

超声引导下穿刺活检术的准确性：超声引导下穿刺活检术通过实时超声图像引导，能够精准定位乳腺结节的位置、大小和形态，从而确保穿刺的准确性。研究表明，超声引导下穿刺活检术的诊断准确率高达100%，能够有效鉴别良性和恶性结节。这一技术通过获取病变组织的活体样本进行病理学检查，为临床医生提供可靠的诊断依据。

超声引导下穿刺活检术的优势：①实时引导，精准定位：超声引导能够实时观察穿刺针的位置，确保穿刺针准确进入病灶，避免损伤周围正常组织；②微创安全，并发症少：穿刺活检术属于微创操作，创伤小，恢复快，并发症发生率低；③诊断准确率高：能够获取足够的组织样本进行病理学检查，诊断准确率高，可有效减少误诊和漏诊；④适用范围广：适用于各种大小和位置的乳腺结节，特别是对于直径较小、位置较深的结节，超声引导更具优势。

临床应用中的挑战与展望：尽管超声引导下穿刺活检术具有诸多优势，但在临床应用中仍面临一些挑战。例如，对于位置较深、活动度大的结节，穿刺难度较大。此外，穿刺活检术无法提供病变的整体信息，对于某些复杂病例，仍需结合其他影像学检查方法。随着超声技术的不断发展，三维超声、弹性成像等技术逐渐应用于临床，将进一步提高穿刺活检术的准确性和安全性。未来，超声引导下穿刺活检术在乳腺结节诊断中将发挥更加重要的作用，为乳腺癌的早期发现和治疗提供有力支持。

病例 ③ 双侧乳腺纤维腺瘤

一、病例简介

患者，女，35岁。入院时间：2023年5月27日。

主诉：双侧乳腺发现肿物2个月。

现病史：患者于2个月前体检B超发现双乳结节，为求进一步治疗由家属陪护随来门诊求治，门诊行乳腺超声检查示：双侧乳腺实性结节（BI-RADS分类3类）。患者要求手术治疗。门诊以"乳腺肿物"收住入院。患者目前精神尚可，体力正常，食欲正常，睡眠正常，体重无明显变化，大便正常，排尿正常。

既往史：否认肝炎、结核、疟疾等传染病史，否认"高血压"等病史，否认手术史，否认外伤史，否认输血史，否认药物、食物过敏史，预防接种随当地进行。

个人史：生于原籍，久居于本地，无疫区居住史，无疫水、疫源接触史，无放射物、毒物接触史，无毒品接触史，无吸烟史，无饮酒史。

家族史：父母健在，均体健，否认家族中有传染病见遗传病史。

检查：双侧乳腺对称无畸形，左侧9点钟乳头旁可及约1cm×1.5cm大小肿物，轻度压痛，活动尚可，皮温正常，未见橘皮样改变及酒窝症，右侧乳腺未见明显异常，双侧腋窝淋巴结未见明显异常。B超：双侧乳腺实性结节（BI-RADS分类3类）。双侧乳腺腺体回声不均匀，腺泡增大，减低紊乱，于左侧乳腺9点位距乳头52mm处可见大小14.6mm×10.4mm的实性低回声结节，边界清，形态规则，纵横比小于1。右侧乳腺10点位距乳头40mm处可见大小为12mm×6.5mm的实性低回声结节，边界清，形态规则，纵横比小于1。

> 诊断　双侧乳腺纤维腺瘤。

二、诊疗经过

入院后积极完善化验及检查后，于2023年6月1日在局麻下行"双侧乳房病损微创旋切术"，术程顺利，术后观察2h后出院。

手术过程：生理盐水100mL+10mL利多卡因+3滴肾上腺素，用长注射器在超声引导下沿旋切刀针道方向注射，先在皮肤局部打一小皮丘，缓慢进针，回抽后继续注射，分别在瘤体上方及下方注射，撑起局部皮肤及腺体。按术前设计，取左乳房下缘约5点钟方向横行切口长约0.4cm，切开皮肤，在B超定位下用5cm长、7G的旋切刀穿刺定位于右乳肿块位于外上象限3点钟，在进针0.3cm处抽吸无出血、无气，经十字交叉后，置旋切刀于肿物后方，启动旋切系统，在超声检测下，将肿块连同周边的少量腺体组织一并切除，共切除长约0.7cm的组织8条，其上见液性暗区，肿块影消失，通过旋切系统，将创面淤血吸净，病灶及针道局部压迫15min。右侧以同上方式手术。术程顺利，麻醉满意，术毕安返病房。

病理诊断：双侧乳腺纤维腺瘤。

术后病理报告：①（右侧乳腺肿物）纤维腺瘤；②（左侧乳腺肿物）纤维腺瘤。

三、知识拓展

乳腺纤维腺瘤（fibroadenoma of breast）又称乳腺腺纤维瘤，乳腺属于特殊分化的腺体，所发生的乳腺纤维腺瘤是来源于乳腺小叶内纤维组织和腺上皮的良性肿瘤，多以无痛性乳房肿块为其临床表现，而一侧乳房有≥2个的肿块即为多发性乳腺纤维腺瘤，实质属于良性间质与上皮的混合性瘤。

纤维腺瘤是女性最常见的乳腺良性肿瘤，由上皮和纤维组织增生而成，发病率在乳腺良性肿瘤中居首位，约占乳腺良性肿瘤的3/4。好发于卵巢功能旺盛而调节紊乱的年轻女性、行经期以及任何年龄女性，但大多在18～30岁，很少发生在初潮前或绝经期后，发生于初潮前的纤维腺瘤又称青春期乳腺纤维腺瘤。纤维腺瘤可发生在任何部位，以外上象限居多，大小不一，一般无任何症状，患者都是在无意中触摸到，或在自我检查时，或普查时发现的。纤维腺瘤多为单发，多发者占15%。由于纤维腺瘤发源于乳腺小叶，而小叶密集在乳腺边缘部，所以纤维腺瘤多发生在乳腺边缘及厚实区域，乳晕区不发生纤维腺瘤，因为乳晕下为输乳窦和大导管，无腺叶组织。

纤维腺瘤形状多数为圆形、椭圆形或分叶状，部分为结节形。瘤体边界清楚，活动度大，表面光滑，触诊有滑脱感，无触痛，质韧实，一般不会引起皮肤粘连，亦不会固定于胸肌。纤维腺瘤一般增大缓慢，常在数年内无明显增大，但少数可有较显著增大，肿瘤直径一般在 1~3cm，≥5cm称为巨纤维腺瘤（分叶型纤维腺瘤），肿瘤单发或多发。如果腺体在短期内增大明显，或有可触及肿大腋窝淋巴结应考虑其恶变可能。

四、讨论分析

乳腺纤维腺瘤是妇科常见的良性肿瘤，发病原因尚不明确。多数学者认为，该病可能与乳腺小叶内限位细胞对雌激素敏感性升高有关，多发生于青年女性，肥胖、滥用含有雌激素的保健品或化妆品均可增加该病发病风险。乳腺纤维腺瘤的主要症状为乳房肿瘤，通常无其他症状，且肿瘤生长速度缓慢，少数患者可自然消退或快速增大。对于小的乳腺纤维腺瘤，如生长速度缓慢或无明显变化，可持续随访观察。但对于生长速度快的乳腺纤维腺瘤，采取手术切除可达到根治的效果。乳房病损微创旋切手术是该病常用的治疗术式，具有切口小、康复速度快、对乳房美观影响小的优势，在基层获得推广使用。

双侧乳房病损微创旋切术是一种现代医学技术，它通过小切口利用旋转刀具切除乳房病变组织。这一技术在近年来得到了广泛的应用和发展。微创旋切术的基本原理是通过一个约3mm的小切口，将旋切针插入病变部位，利用真空吸引和旋转切割的方式，将病变组织逐条切除并取出体外。整个过程在超声或钼靶引导下进行，能在确保精确切除病变组织的同时，最大限度减少对正常组织的损伤。

大量的临床实践证明，微创旋切术在双侧乳房病损的治疗中取得了显著的效果。一项发表在《中华医学杂志》上的研究指出，该技术在治疗乳腺良性肿瘤时，病灶完全切除率高达98%，且术后并发症较少，患者满意度高。

优势特点：①微创性。相比传统手术，微创旋切术切口小，恢复快，术后几乎不留疤痕，极大地满足了患者对美观的需求。②精确性。在影像引导下，医生能够精确地定位和切除病变组织，避免了盲目手术可能带来的风险。③安全性。手术过程中对正常组织的损伤小减少了出血和感染的风险，同时能够获取足够的组织样本进行病理检查。④高效性。手术时间短，患者痛苦小，术后恢复快，可以大幅缩短住院时间。

尽管微创旋切术具有诸多优势，但也存在一些潜在的并发症，如出血、感染、局部血肿等。术后密切观察患者的病情变化，及时发现并处理并发症，是保证手术成功的关键。

随着技术的不断进步，微创旋切术在双侧乳房病损治疗中的应用将更加广泛。未来，结合人工智能和机器人技术的智能导航系统将进一步提高手术的精确性和安全性。同时，对于恶性肿瘤的微创治疗也将成为研究的热点。

双侧乳房病损微创旋切术是一种安全、有效微创的治疗手段，具有广阔的应用前景。在临床实践中，医生应根据患者的具体情况，合理选择手术方案，确保患者获得最佳的治疗效果。未来，随着技术的不断进步，微创旋切术将在乳腺疾病的治疗中发挥更加重要的作用。

病例 ④ 多发肋骨骨折

一、病例简介

患者，男，45岁。入院时间：2022年8月24日。

主诉：胸部疼痛、胸闷、呼吸急促2h。

现病史：患者在工作过程中，因两个直径1.2m的热钢管侧面挤压胸部，造成胸部疼痛、胸闷、呼吸急促。呼吸困难渐进性加重，排痰费力。

既往史：否认肝炎、结核等传染病史，否认糖尿病、高血压史，否认手术外伤史、否认输血史，否认食物药物过敏史。

个人史：生长于原籍，生活习惯良好，否认外地久居史，否认疫区、疫情、疫水接触史，否认牧区、矿山、高氟区、低碘区居住史，否认化学性物质、粉尘、放射性物质、有毒物质接触史，否认吸毒史，否认吸烟史、饮酒史，否认药物成瘾史，否认冶游史。

家族史：家族中无类似患者。否认遗传病史。

检查：胸廓前部有广泛的不规则的呼吸运动。两侧胸壁普遍有触痛，多处肋骨可摸到骨擦音或骨擦感，有时可摸到错位的断端。双肺呼吸音弱，可闻及散在干、湿啰音。胸部CT+肋骨三维重建：右侧1～11肋骨骨折，左侧1～9肋骨骨折，右侧部分肋骨呈多段骨折，断端错位明显，左肺上叶创伤性肺囊肿，双肺挫伤并渗出，双侧少量气胸，双侧皮下气肿。2h后胸部CT示双侧多发肋骨骨折，左肺上叶创伤性肺囊肿，双肺挫伤，双侧少量气胸，双侧皮下气肿，创伤性肺囊肿。肋骨三维重建（图4-1）：双侧多发肋骨骨折，部分多段骨折，断端错位。头颅CT、全腹超声：未见异常。心脏超声：心脏及血管形态未见异常，左室舒张功能降低，舒张期内径46mm，收缩期内径30mm，射血分数67%，缩短分数37%，无心包积液。化验结果：酸碱值7.419，二氧化碳分压37.9mmHg，氧分压106mmHg，其余指标均正常。

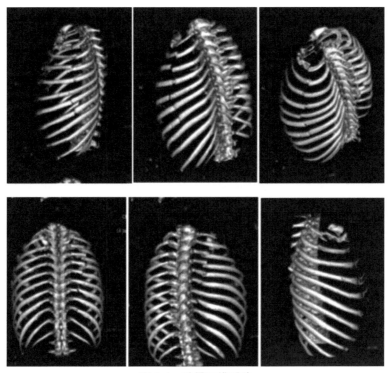

图4-1　肋骨三维重建

诊断　多发肋骨骨折。

二、诊疗经过

在进行胸部CT、肋骨重建、头颅CT、腹部超声等检查的同时，辅以化痰、止痛、吸氧等措施，做好术前的准备工作。在气管插管之前，气管镜下发现有大量的血凝块和痰，予以吸出并进行手术。

（一）术式

胸腔镜辅助下双侧开胸探查，血胸清除，肺裂伤修补，肋骨骨折骨钉、骨板内固定术。

（二）手术过程

手术之前要对患者进行全身麻醉，麻醉过程如下：患者体位取右侧卧位，采取常规左侧胸壁消毒，在患者身体上铺好手术巾，选择左侧胸部的后外侧第五条肋骨处切口。切口长约12cm左右，将皮层逐层切开。检查肋骨，发现3~8根肋骨有较大的错位，对肋骨进行固定，并将其外表组织缝合后，关闭胸腔，实施左侧术中观察。当所有患者的所有生命体征稳定之后，在胸腔后外侧的第五根肋骨之间切口，将皮层组织逐层切开，对胸腔内部进行胸腔镜探查，发现右侧胸腔有部分粘连，且有200mL陈旧血液，应予以去除。在右侧上叶肺部开出1cm的断口，处理后进行缝补，探入肋骨部位，第3~7位置的肋骨有大移位，并且有明显的游离骨块。将游离骨块取下后，固定"肋骨板"的第三、第四、第五和第七根肋骨。最后检查胸部，冲洗血污，对出血处进行止血，最后关闭胸部，手术完成。

（三）术后处理

患者在手术后生命体征平稳，胸腔平稳，异常的呼吸停止，有较强的呛咳。胸部X射线检查（如图4-2），胸骨对称，所有的肋骨均对齐，内固定装置位置正确，肺功能检查正常。

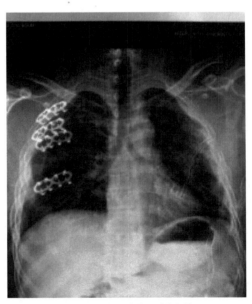

图4-2 术后胸部X射线片

三、知识拓展

肋骨骨折（rib fracture, RF）为常见的胸部损伤，多发生在第4～7肋。单处肋骨骨折时骨折部位疼痛，深呼吸、咳嗽或体位改变时疼痛加剧；多根多处肋骨骨折时常伴有气促、呼吸困难、发绀或休克等；开放性肋骨骨折可有伤口和出血，甚至合并开放性气胸。伤处胸壁肿胀、压痛、可触及骨擦感。多根多处骨折者伤处胸壁软化，可有反常呼吸运动。

在胸部创伤中，多发肋骨骨折（Multiple rib fracture，MRF）是较为严重创伤之一。发生MRF后，不但能引起患者疼痛，而且可以导致多种并发症，部分患者甚至因此失去生命。对于MRF，既往多行非手术治疗，如胸带固定胸壁，缓解疼痛，促进骨折断端愈合；连枷胸导致胸壁摆动，传统非手术治疗方法主要有加压包扎、胸壁牵引以及呼吸机"内固定"治疗；骨折错位明显者特别是连枷胸患者非手术治疗明显增加了并发症发生率以及骨折断端未达到解剖固定，后期会出现慢性疼痛和胸壁畸形，从早期的非手术治疗到目前的手术内固定应用，发展相对较慢。随着材料学的发展，手术治疗肋骨骨折变得简单方便，且取得良好的治疗结果，是目前治疗多发肋骨骨折特别是连枷胸患者的主要方法，且有恢复快、并发症少等优势，获得了临床认可。

四、讨论分析

交通事故或工伤中常会出现多根多处肋骨骨折，这种胸外科常见的创伤，通常会造成呼吸反常、连枷胸、血气胸，严重者还会导致受害人畸形呼吸窘迫综合征的发生，对患者的生命带来严重的威胁。传统的治疗多发性肋骨骨折的方法存在很多不足之处：第一，牵引法。包括胸壁外固定牵引法和悬吊牵引法。此法需要患者长期卧床，给患者的生活带来不便，且胸廓稳定性较差，仍易引发肺部并发症的发生。第二，手术固定材料的选择。可选用粗手术线、克氏针、钢丝及钢板等材料。主要的缺点是固定不稳定，易松动脱滑，手术时间长、损伤大，且操作不方便等。而肋骨接骨板内固定术在材料的选择上，更注重其固定的可靠性及塑形效果，具有不用再次取出固定材料的特点，手术操作简便易行，其疗效较之传统的方法有明显的进步。

肋骨接骨板内固定术治疗多发性肋骨骨折的临床效果满意，特别是手术方法相对于传统方法简单易行，术后胸廓无畸形，不影响美观且胸廓稳定，胸腔出血少，一般2～8d后拔除胸管。术后仅需要常规胸带包扎，有利于患者早期下床活动，促进肺功能的恢复，从而降低肺部并发症的发生，与此同时，有助于消化道功能的恢复。内固定术选择合适的固定材料，能够很好地与组织相容，肋骨对位准确，适用于错位较大、病情较为严重的患者，且骨折对合好，有助于骨折的早期愈合。

病例 ❺ 左侧创伤性血气胸

一、病例简介

患者，女，43岁。入院时间：2021年4月8日。

主诉：被他人用锐器捅伤，致胸痛、气紧4h。

现病史：患者自述约4h前被他人用锐器捅伤左侧胸部、背部、头面部、右侧手部，当即致胸痛、胸憋、伴伤口出血、头面部及右手部出血，被送往当地医院，行胸部CT示：左侧液气胸，建议转院，患者失血性休克，转院后给予积极抗休克治疗。

既往史：否认肝炎、结核等传染病史，否认糖尿病、高血压史，否认手术外伤史、否认输血史，否认食物药物过敏史。

个人史：生长于原籍，生活习惯良好，否认外地久居史，否认疫区、疫情、疫水接触史，否认牧区、矿山、高氟区、低碘区居住史，否认化学性物质、粉尘、放射性物质、有毒物质接触史，否认吸毒史，否认吸烟史、饮酒史，否认药物成瘾史，否认冶游史。

家族史：家族中无类似患者。否认遗传病史。

检查：精神差，神志淡漠，痛苦面容，结膜苍白，巩膜无黄染，双侧胸廓大致对称，左侧胸部腋前线第7肋间可见长约4cm锐器伤口，深入胸腔，辅料覆盖，左侧胸部腋后线第9肋间可见长约4cm锐器伤口，深入胸腔，辅料覆盖，左侧呼吸动度较右侧弱，左侧语颤较右侧弱，左肺叩呈浊音，右肺叩诊呈清音，右肺呼吸音清晰，左肺呼吸音弱，心前区未闻及明显杂音；腹平软，无压痛及反跳痛，肝脾肋下未触及，肠鸣音正常，四肢活动自如，背部有一长约8cm，深约1cm的弧形皮肤裂伤，右侧面部有一不规则长约8cm，深约0.5cm的皮肤裂伤，左额部有一不规则长约7cm，深约0.5cm的皮肤裂伤，头顶部有一长约9cm，深约0.5cm的皮肤裂伤，右手部有两处分别长约2cm、4cm，深约0.1cm的皮肤裂伤。胸部CT（院外）示左侧血气胸。化验血细胞分析：血红蛋白83g/L；红细胞比容25.90%。

> 诊断　①左胸部开放性锐器伤；②左侧创伤性血气胸；③左肺不张；④失血性休克；⑤全身多处锐器伤。

二、诊疗经过

行剖胸探查手术、左肺下叶切除术、心脏修补术、心包开窗术、膈肌修补术、肋间动脉结扎术、左侧肋骨骨折固定术、全身多处锐器伤清创缝合术。

三、知识拓展

创伤性血气胸主要是由外伤所引起的一种疾病。创伤性血气胸是由于各种严重的外伤致使胸腔内血管、器官或组织不同程度的损伤，使胸腔内大量积血、积气压迫伤侧肺和纵隔，影响呼吸、循环，临床以胸闷、气促、咳嗽甚至咯血、呼吸困难等为特征，易并发休克、急性肺水肿或急性呼吸窘迫综合征（acute respiratory distress syndrome，ARDS）等。

胸部创伤多易导致严重的呼吸循环机能障碍，并引起一系列严重并发症，所以接诊患者后，我们对所有胸部创伤均作重伤处理，优先诊治。首先，观察生命体征，了解有无威胁生命的问题存在；其次，尽量了解受伤机制及目前的主要症状，估计可能的损伤范围；最后，迅速查体，要做到全面、快速、准确，并优先处理有危险信号的体征。有休克表现者及早补充血容量，对疑有血、气胸的患者应立即给氧，迅速判断血气胸的类型并做相应的处理，外伤性血气胸是引起急性呼吸循环功能衰竭的主要原因。

对开放性血气胸首先要保持呼吸道通畅，迅速封闭伤口，变开放性血气胸为闭合性血气胸；怀疑张力性气胸时可先做肋间穿刺，行胸腔闭式引流术。大量出血或高压积气的张力性气胸是主要死因之一，迅速诊治致命伤是治疗成功的关键；休克患者要迅速建立静脉通道，积极抗休克治疗；对于多处受伤的患者以抢救生命为主，尽快明确危及生命的主要问题，争分夺秒且有针对性地进行抢救，预防并发症的发生。心脏损伤患者抢救成功的关键在于迅速正确的诊断和及时进行开胸手术治疗。

胸腔闭式引流是最简单而有效的治疗手段，是抢救患者生命的有效措施，它不仅有利于肺的复张，改善患者呼吸和循环状况，有利于观察胸腔内有无活动出血和漏气的情况及速度，而且为是否应手术治疗提供依据。对大多数患者血胸的初期处理应当积极安置胸腔闭式引流，因为血胸的持续存在会增加脓胸和肺功能损失的可能性，延迟的置管引流会让血液发生凝结，以后试图引流将更为困难。紧急情况下，可取第4和第5肋间隙腋中线进行，选择第6肋隙腋后线，更有利于引流肋膈窦。

四、讨论分析

有研究发现，胸部外伤出现血气胸的概率为60%～70%，病情严重的患者会出现低血压、面色苍白、气促及胸闷等症状。目前，传统胸腔闭式引流术是治疗创伤性血气胸的最常用方法，具有气体及液体引流顺畅及利于肺破裂口愈合的优点，但手术较复杂，创伤较大，术后并发症多。随着超声引导穿刺置管技术的成熟，超声引导下精准化穿刺置管引流术越来越多地应用于临床。超声引导下穿刺置管引流术具有以下优点：①操作性强，可在床旁操作，尤其适合身体情况差、不易搬动的患者；②风险较低，采用局部浸润麻醉，不影响患者心肺功能，手术全程在超声指导下进行，能避开胸腔部位的重要血管，减少血管损伤及出血风险；③治愈率高，引流位置精准，对胸腔内气体和血液引流彻底；④能减少医生在诊断时的盲目性，还能检查患者胸腔情况，对于存在胸膜粘连的患者，便于临床医生制订更加积极、有效的治疗方式，可以在一定程度上避免出现误诊和延误病情的情况。

超声引导下精准化穿刺置管引流术在提升血气胸疗效的同时还能减少置管操作时间，但置管时间会相对增加。原因是传统胸腔闭式引流术采取切开胸壁的方法置管，而引流管置入部位的掌握主要依靠医生经验，进而影响了引流效果，也就在一定程度上缩短了置管时间，增加了置管操作时间；超声引导下精准化穿刺置管引流术置管、引流均在超声引导下进行，医生能精准地掌握积血和气体位置，实现精准化引流，有利于胸腔内气体及积血快速清除，在缩短置管操作时间的同时延长了置管引流时间，从而提升了临床疗效。

传统胸腔闭式引流术创伤较大，疼痛程度较严重，大多数患者术后需要使用镇痛药物，且置管后容易发生出血、皮下气肿及感染等并发症；同时引流管较粗，容易发生包裹性积液。而超声引导下精准化穿刺置管引流术是在超声引导下进行，能提升穿刺的准确性，避免重要脏器及血管损伤，而且引流管相对较细，对血管及肺组织刺激小，有利于减少术后并发症；同时，超声引导下精准化穿刺置管引流术属于微创技术，创口小，术后恢复快，可减少患者住院时间及止痛药物使用量；此外，术中精准穿刺，可最大限度地抽取积血及气体，从而减少了置管引流量、置管引流时间。

超声引导穿刺置管引流术弊端较少，包括费用较高、穿刺过深会导致神经损伤。超声引导穿刺置管引流术需要注意以下几点：①医生需要熟练掌握超声仪器，熟悉机体胸腔解剖位置；②穿刺点的选择需要在皮肤无感染的位置进行，动作轻柔。穿刺时为避免积液外渗，需要经过较多的胸腔正常组织；③一般不建议反复冲洗及引流，避免胸腔出血及引流管堵塞等情况；④穿刺时要在超声引导下进行，实时监测，避开粗大血管，如果患者出现出血情况，需要调整引流，及时使用止血药物。

综上所述，在床旁超声引导下精准化穿刺置管引流术治疗急诊创伤性血气胸，可以提升疗效，减轻术后炎症反应，改善肺功能，降低术后并发症发生率，利于患者早日康复。

病例 ❻　右肺上叶癌

一、病例简介

患者，男，68岁。入院时间：2024年1月16日。

主诉：无明显诱因咳嗽、咳痰，痰中带血3个月。

现病史：患者于3月前出现咳嗽，咳痰，痰中带血，稍感气紧，不伴盗汗，未做特殊处理，后患者自觉胸憋，气紧症状加重，来院诊治，行胸部CT示右肺上叶肿物。后患者去当地医院诊治，进一步检查，考虑右肺上叶癌。今为进一步治疗，收住入院。患者食欲可，体重睡眠大小便未见明显异常。

既往史：否认肝炎、结核等传染病史，否认糖尿病、高血压史，否认手术外伤史、否认输血史，否认食物、药物过敏史。

个人史：生长于原籍，生活习惯良好，否认外地久居史，否认疫区、疫情、疫水接触史，否认牧区、矿山、高氟区、低碘区居住史，否认化学性物质、粉尘、放射性物质、有毒物质接触史，否认吸毒史，否认吸烟史、饮酒史，否认药物成瘾史，否认冶游史。

家族史：家族中无类似患者。否认遗传病史。

检查：神志清楚，精神好，步入病区，右上肺叩诊呈实音，余肺叩诊呈清音，右上肺呼吸音弱，余肺呼吸音清，心前区无杂音，腹平软，全腹无压痛及反跳痛，四肢活动自如。胸部CT右肺上叶病变。心电图示窦性心律，正常心电图。

> 诊断　①右肺上叶癌；②陈旧性脑梗；③右肾囊肿；④慢性支气管炎；⑤肺气肿。

二、诊疗经过

行右肺上叶袖式切除术+系统淋巴结清扫手术。

术后病理：（右肺）低分化鳞癌，未见明确神经侵犯，肺膜及支气管断端未见癌，周围肺组织呈阻塞性肺炎改变，淋巴结可见转移癌1/13（支气管周1/1；2组0/3，4组0/1，7组0/4，9组0/1，10组0/2，11组0/1）。

结合免疫组化AE1/AE3（+），P40（+），TTF-1（±），NapsinA（−），CgA（−），Syn（−），Ki67（40%+），符合低分化鳞癌。

三、知识拓展

右肺上叶癌是指恶性肿瘤发生在右肺上叶，常有咳嗽、咳痰、痰中带血、胸痛、气促、发热等症状，这些症状可能逐渐加重。若不及时治疗，肿瘤可能扩散到其他部位，诸如淋巴结、肝脏、骨骼等，导致更严重的症状和并发症。早期发现的右肺上叶癌主要通过手术切除进行治疗，也可以辅以化疗、放疗、靶向治疗等。晚期患者的治疗目标则是缓解症状、提高生活质量和延长生存期。总而言之，对右肺上叶癌需要早期发现早期治疗，以提高治疗效果和患者的生活质量。

肺癌是一种常见的恶性肿瘤，起源于支气管和肺泡上皮。它在早期通常没有明显的症状，因此被称为"沉默的杀手"。每年全球有数百万人被诊断为肺癌，其中许多人在发现时已进入中晚期。因此，了解疾病症状及如何预防至关重要。

四、讨论分析

右肺上叶袖式切除术是一种胸外科手术，主要用于治疗右肺上叶的肿瘤，特别是当肿瘤累及支气管时。该手术通过切除部分肺叶和支气管，然后重新连接剩余的支气管和肺组织，以保留尽可能多的肺功能。

右肺上叶袖式切除术主要适用于两种情况：①右肺上叶肿瘤累及右肺上叶支气管开口，且上叶支气管没有足够的切除缝合长度；②右肺上叶肿瘤累及右主支气管远端或中间支气管近端。在上述情况下，传统肺叶切除术可能无法彻底切除病灶或会导致过多肺功能的丧失，而袖式切除术则可以在保证手术效果的同时，最大限度地保留患者的肺功能。

手术步骤：右肺上叶袖式切除术的手术过程较为复杂，主要包括以下几个步骤：①进胸探查。手术通常采用开胸方式进行，医生先会探查病灶，评估是否适合进行袖式切除。②松解肺韧带。将肺向上牵拉，松解下肺韧带至下肺静脉，以便更好地暴露手术区域。③处理肺血管。按常规肺叶切除处理右肺上叶肺动脉和静。④游离支气管。在奇静脉弓下充分游离右主支气管，沿后肺门向下游离中间支气管。必要时可以切断奇静脉弓，以便于显露支气管。⑤切除病灶。在预计切除部位的上、下方各缝一针牵引线，切除上叶肺组织及受累支气管。⑥吻合支气管。吸净支气管内分泌物，残端消毒，用无创缝线或丝线先缝合术者对侧3针，然后从两侧间断缝合，针距一般为2mm，线结均打在吻合口外面。⑦检查吻合情况。充分吸痰，膨肺，检查吻合口有无漏气，如有漏气，修补缝合。然后用周围组织或胸膜覆盖吻合口。⑧关胸。彻底止血，冲洗胸腔，放置胸腔引流管，清点器械无误，逐层关胸。包扎切口。

术后管理对于患者的恢复至关重要，主要包括以下几个方面：①监测生命体征。密切监测患者的血压、心率、呼吸频率和血氧饱和度等生命体征，及时发现并处理异常情况。②呼吸道管理。鼓励患者咳嗽、排痰，保持呼吸道通畅，预防肺部感染。③胸腔引流管理。观察胸腔引流液的量、颜色和性质，保持引流管通畅，及时发现并处理胸腔积液或积气。④疼痛管理。合理使用镇痛药物，缓解患者术后疼痛，提高舒适度。⑤早期活动：鼓励患者早期下床活动，促进血液循环，预防下肢深静脉血栓等并发症。⑥营养支持。给予高蛋白、高热量、高维生素饮食，增强患者体质，促进伤口愈合。⑦定期复查。术后定期进行胸部CT、支气管镜等检查，评估手术效果和患者恢复情况。

右肺上叶袖式切除术是治疗累及支气管的右肺上叶肿瘤的有效方法。通过精细的手术操作和严格的术后管理，可以最大限度地保留患者的肺功能，提高生活质量。然而，该手术技术要求较高，手术风险较大，需要在有经验的医疗团队和完善的术后管理条件下进行。

病例 **7** 开放性颅脑损伤

一、病例简介

患者，男，33岁。入院时间：2024年6月13日。

主诉：交通事故致伤后全身多处疼痛。

现病史：患者于20min前因交通事故致伤后全身多处疼痛，并出现呼之不应，有出血不适，现场出血量约400mL，呼120救护车到达现场护送回院。

既往史：否认肝炎、结核等传染病史，否认糖尿病、高血压史，否认手术外伤史、否认输血史，否认食物药物过敏史。

个人史：生长于原籍，生活习惯良好，否认外地久居史，否认疫区、疫情、疫水接触史，否认牧区、矿山、高氟区、低碘区居住史，否认化学性物质、粉尘、放射性物质、有毒物质接触史，否认吸毒史，否认吸烟史、饮酒史，否认药物成瘾史，否认冶游史。

家族史：家族中无类似患者。否认遗传病史。

检查：体温36.5℃，脉搏109次/分，呼吸20次/分，血压134/81mmHg。昏迷，双瞳孔等大等圆，直径约2.5mm，对光反射存在，口、鼻、右耳腔见血液流出，左面部肿胀。颈软，气管居中见气切疤痕。胸廓对称无畸形，无桶状胸，无三凹征，双肺呼吸音粗，未闻及干湿性啰音。心前区无隆起及异常搏动，心率109次/分，律齐，未闻及病理性杂音。腹平软，无包块，全腹无压痛反跳痛，肝脾肋下未及，双肾区无叩击痛，移动性浊音（－），生理反射存在，病理反射未引出。CT报告：①广泛蛛网膜下腔出血，脑肿胀，颅内少量积气；②扫及颈椎未见明显骨折征象。左上颌骨骨折，右颞骨、枕骨骨折，右乳突、外中耳道积液，周围软组织内积气；③考虑双侧创伤性湿肺，考虑右第2、3肋骨折，考虑右肩胛骨骨折；④腹部平扫未见明显异常；⑤腰椎未见明显骨折征象；⑥骨盆诸骨未见明显骨折征象。

> **诊断** ①开放性颅脑损伤；②多处挫伤。

二、诊疗经过

救护车上即进行伤口包扎，建立静脉通道，林格氏液500mL静脉滴注，并行止血治疗，经观察患者血氧80%，予吸痰，高流量给氧后，血氧上升至93%。到达医院马上转入抢救室抽血检查，706羧甲淀粉500mL静脉滴注，扩容双管补液抗休克，经治疗，患者血氧维持98%以上，神经外科医师查看患者后示：患者病情重，不排除手术治疗，目前神志呈中昏迷，先收ICU住院。遂在病情稳定下送ICU住院治疗。

三、知识拓展

开放性颅脑损伤（open craniocerebral injury）是颅脑各层组织开放伤的总称，它包括头皮裂伤、开放性颅骨骨折及开放性脑损伤，而不是开放性脑损伤的同义词。硬脑膜是保护脑组织的一层坚韧纤维膜屏障，此层破裂与否，是区分脑损伤为闭合性还是开放性的分界线。

开放性颅脑损伤是指外伤所造成的头皮、颅骨、硬脑膜和脑组织直接或间接与外界相通的损伤。

开放性颅脑损伤的特点：由于局部强大暴力作用于颅脑，致头皮、颅骨、硬脑膜均有不同程度破裂，脑组织挫伤并与外界开放，其与闭合性颅脑损伤相比有如下特点：①颅脑损伤多以暴力部位造成的冲击性损伤为主，而对冲部位损伤较少见，致伤的直接原因常为颅外异物如骨折片、钢筋、酒瓶等；②损伤部位的骨折多为凹陷性粉碎性骨折，由于骨折片的移位，故常合并其下方的颅脑损伤，若损伤范围大，可合并有不同程度的颅内出血、血肿；③由于头皮、颅骨、硬脑膜均破裂，伤口处多有脑脊液漏或脑组织碎屑流出，如颅骨与硬脑膜缺损较大，颅内压增高时常有脑膨出；④因伤口出血较多，并且伤口内常有毛发、泥沙、组织碎屑等异物，故更易出现失血性休克和感染。

四、讨论分析

急性开放性颅脑损伤急救处理的原则有三点：①建立和维持有效的呼吸及血液循环功能；及时彻底的清创，变开放性损伤为闭合性损伤；③预防和控制颅内感染及脑水肿。

急性开放性颅脑损伤的现场急救是治疗中的关键，对其预后有较大影响，医院急诊室的首诊抢救和护理对提高治愈率、减少病残率有重大作用。为此应着重注意以下几点。

保持呼吸道通畅：误吸是颅脑损伤后昏迷的常见并发症，迅速气管切开吸出误吸物和吸氧是重要的抢救措施。意识障碍者，绝大部分有误吸现象，表现为呼吸困难，发绀或窒息。在处理时应注意：①采用头偏向一侧的卧位，使呕吐物易于排除；②用吸引器清除口咽部分泌物及呕吐物；③鼻腔出血者急请耳鼻喉科医师行鼻腔填塞止血或气管切开术，保持病人呼吸道通畅，改善脑缺氧。及时加压包扎头部伤口，保护膨出的脑组织，这能及时防止失血性休克发生或控制休克，也避免创面进一步污染，为及时彻底清创及术前检查创造有利条件。

抗休克治疗：车祸伤、坠落伤、锐器伤患者多易发生失血性休克，其发生率大约为24%。除积极采取前述措施外，还迅速建立两条输液通路，快速输液、输血，可很快纠正休克。休克可使脑缺氧、脑血流量下降，如未及时纠正可加重脑损伤，且手术可加重休克而致死亡。因此能否及时纠正休克是影响预后的重要因素。

防治急性开放性颅脑损伤后颅内并发症的关键是争取及时彻底清创。所谓及时即力争在伤后6～8h清创，在运用广谱抗生素防治感染的条件下最迟不超过伤后48h，但抗生素的使用绝不能替代及时、彻底的清创。彻底的标志是彻底清除坏死失活的脑组织、颅内异物，清创后脑组织搏动出现，脑组织不再膨出，伤道不再塌陷，并变开放性损伤为闭合性损伤。我们认为应注意以下几点：①清创时创口周边的毛发要剃净，异物、污染物要清洗干净，并用双氧水、生理盐水反复冲洗，以减少感染机会；②彻底清除创口及颅内的毛发、异物、碎骨片以及失活的脑组织。应特别注意清除夹在凹陷骨折片缝中的污染物、毛发及脑内碎骨片，术中结合平片及CT片确定碎骨片的位置及数量易做到彻底清除，否则伤口感染后易导致颅骨骨髓炎及脑脓肿；③尽可能修补缝合硬脑膜，关闭开放性伤口，减少脑脊液漏、脑膨出及颅内感染的机会。在及时彻底清创的同时应尽可能一期缝合硬脑膜，不能一期缝合者需在皮下或脑创道内放置硅胶引流管，术后闭式引流数天，同时应用大剂量广谱抗生素防治感染；④合并颅内血肿者应在清创同时将其彻底清除减压。对于创道深部血肿，虽创道狭窄，暴露困难，亦可由浅入深在直视下小心操作将血肿较彻底的清除，并注意彻底止血。创道内一般不放明胶海绵填塞以减少感染发生机会，但术后需严密观察病情变化，注意有无迟发性血肿的发生。

病例 **8** 高血压性脑出血

一、病例简介

患者，男，61岁。入院时间：2023年11月14日。

主诉：突发失语，伴神志淡漠约5h。

现病史：患者约5h前被家人发现突发失语，伴神志淡漠，患病以来无昏迷，无恶心呕吐，无胸闷气促，无腹痛腹胀，无肢体抽搐及活动障碍，无大小便失禁。未做任何处理由家属送来医院就诊，门诊医师给予"脑出血"后收入院做进一步诊疗。现患者神志清醒。

既往史：既往有高血压史。

个人史：生长于原籍，生活习惯良好，否认外地久居史，否认疫区、疫情、疫水接触史，否认牧区、矿山、高氟区、低碘区居住史，否认化学性物质、粉尘、放射性物质、有毒物质接触史，否认吸毒史，否认吸烟史、饮酒史，否认药物成瘾史，否认冶游史。

家族史：家族中无类似患者。否认遗传病史。

检查：体温36.3℃，脉搏64次/分，呼吸20次/分，血压241/119mmHg。意识清楚，体位自主体位，发育不良，营养不良，身高未查，急性病容，语言清楚，查体不合作，回答是否切题，不切题。皮肤黏膜：皮肤黏膜无黄染，无水肿，无皮疹、皮下出血、皮下结节、瘢痕、溃疡。浅表淋巴结：全身浅表淋巴结未及肿大。头部及其器官：头颅无畸形，结膜无充血水肿，巩膜无黄染，角膜透明，双侧瞳孔等大等圆，对光反射灵敏，视力粗测良好，外耳道分泌物无异常，鼻通气良好，鼻旁窦无压痛，乳突无压痛，听力粗测良好，口腔黏膜无充血、糜烂、溃疡，扁桃体无肿大。颈部：颈软，气管居中，甲状腺未触及肿大，颈静脉无怒张。

胸部：胸廓无畸形，肋间隙无增宽变窄，男性乳房，双侧对称、未及肿块。肺脏：呼吸运动两侧对称，语音震颤正常、双侧对称；无胸膜摩擦感，叩诊清音，双肺呼吸音清。心脏：心前区无异常搏动，无震颤或摩擦感，心浊音界正常，心率64次/分，律齐，心音有力，未闻及病理性杂音。血管：周围血管征：阴性。腹部：外形平坦，对称，未见胃肠型和蠕动波，腹部柔软，无压痛、反跳痛，腹部未触及异常包块，肠鸣音3～5次/分，移动性浊音阴性；肝脏未触及，无麦氏点压痛；莫菲氏征阴性；脾脏未触及；肾区无叩击痛。肛门、直肠：未检。外生殖器：未检。脊柱四肢：脊柱正常生理弯曲，无强直，无压痛，无叩痛，活动度正常；四肢无畸形，关节无红、肿、痛，活动不受限。神经系统：四肢肌张力稍高，左侧肌力约2级，右侧肌力约1级，双侧膝腱反射（+），双侧Babinski征阴性。其他：无殊。颅脑及胸部CT：①左侧基底节区大量脑出血并破入脑室（出血量约70mL）；②双侧脑室扩大，考虑双侧脑室积血、积水所致；③双侧基底节辐射冠区多发腔隙性脑梗死；④轻度脑萎缩，脑白质疏松，空泡蝶鞍；⑤主动脉少许钙化；⑥双肺尖多发肺大疱形成。原左侧基底节区大量脑出血并破入脑室。术后复查：左侧基底节区仍可见大片状高密度影，约2.6cm×7.8cm，边界模糊，周围可见低密度水肿带，双侧脑室可见大片高密度影，边界模糊，脑桥、双侧基底节辐射冠区可见多发小斑点状低密度影，边界模糊，最大径小于10cm×10cm，双侧脑室旁白质、半卵圆中心密度稍减低，边界模糊。蝶鞍空虚，双侧脑室、三脑室扩大，其内密度未见异常。脑沟裂、脑池稍增宽，中线结构未见移位，双侧椎动脉钙化，额骨可见两个局限性缺如并引流管置留，到达双侧脑室内。左颞叶见片状低密度灶，边界清。双侧脑室周围见对称性片状低密度灶，边界不清。胸廓对称，双肺上叶见多发小椭圆形囊性透光影，边缘清，余肺见散在斑片状高密度影，边缘模糊。两肺门结构未见异常，气管、支气管通畅，纵隔淋巴结未见肿大，胸膜未见增厚，胸椎骨质增生。主动脉壁见高密度钙化灶。双侧胸腔内见新月形液体影。

诊断 ①高血压性脑出血（左侧基底节区急性脑出血并破入脑室）；②脑梗死；③高血压3级，极高危；④肺气肿合并肺大疱；⑤吸入性肺炎；⑥重症肺炎；⑦急性呼吸衰竭；⑧低蛋白血症；⑨电解质紊乱。

二、诊疗经过

入院后予改善脑循环、抗感染、控制血压等对症治疗。予全麻下脑内血肿清除术加右侧脑室钻孔外引流术。

手术中补液：乳酸钠林格注射液1000mL。

病变发现：术中发现颅压较高。

引流或填塞物种类及数目：双侧脑室置硅胶管两条。

手术经过：仰卧侧头位，双侧额部直切口。穿刺点确定后予标记笔做好标记。施行气管插管全麻，摆体位，消毒铺巾。做一左额直切口切开头皮，分开颞肌和骨膜，颅骨钻孔。经钻孔用带导针脑室引流管穿刺腔成功，拔导针，引流管从切口旁引出，缝合固定。右侧同样处理。分层缝合肌层、皮下组织和皮肤，清点手术器械和物料无误。敷料包扎切口，术毕。手术过程顺利。

现在患者病情稳定，恢复可，患者家属自动要求出院，转运回老家。予办理自动出院。嘱出院后注意休息，按时口服降压药，监测血压，继续住院康复治疗。

三、知识拓展

高血压性脑出血（hypertensive cerebral hemorrhage，HICH）是由脑血管破裂引起脑实质内出血的一种自发性脑血管病，具有高血压特性。该病是国内神经科最常见的疾病。在亚洲国家，脑出血占脑卒中患者的20%～30%，而欧美国家脑出血仅占卒中患者的5%～15%，在我国，虽尚未有大规模流调资料，但脑出血患者多有高血压史，可高达70%～80%，故临床上一直沿用高血压脑出血（HICH）。高血压脑出血是一种高发病率、高致残率和高致死率的脑血管疾病，起病急骤、病情凶险、病死率高，是危害人类健康常见的严重疾病，也是急性脑血管病中最严重的一种，为目前中老年人致死性疾病之一。发病后1个月内病死率高达30%～50%，脑出血后6个月仍有80%的患者后遗残疾，存活者中超过30%遗留神经功能障碍，从而给个人、家庭和社会造成了沉重的负担。高血压常导致脑底的小动脉发生病理性变化，在这样的病理基础上，患者因情绪激动、过度脑力与体力劳动或其他因素引起血压急剧升高，导致已病变的脑血管破裂出血。其中以豆纹动脉破裂最为多见，其他依次为丘脑穿通动脉、丘脑膝状动脉和脉络膜后内动脉等。因此，高血压性脑出血的好发部位依次为壳核（外囊）区、脑叶皮层下白质内、丘脑、脑桥、小脑半球，发生于延髓或中脑者极为少见。

高血压脑出血一般可依据临床表现作出诊断。发病年龄多在中年以上，既往常有高血压史，寒冷季节发病较多。发病突然，患者出现不同程度的头痛、呕吐、偏瘫及意识障碍。CT检查能清楚显示出血部位、血肿大小、出血扩展方向及脑水肿范围，给治疗方法的选择提供了重要依据。磁共振检查也能帮助医师在短时间内做出准确的诊断。

目前关于高血压发病机制尚未完全明确，但一般认为主要原因为微动脉瘤变。长期高血压会造成脑血管弹性降低，透明度增加，脑血管组织出现局部性出血、纤维素样坏死，并最终发生微动脉瘤。当机体调整功能出现紊乱或血压骤然上升时可导致微小血管动脉出血或破裂，从而发生脑出血。典型HICH的受损动脉为豆纹动脉，小脑部位偶尔也可受损。HICH的出血区域大多发生在丘脑和基底节，基底节出血主要位于壳核等豆纹动脉供血区。

部分高血压性脑出血患者在24h内可发生再出血和水肿，增加病情，导致脑内水肿增多。巨大的血肿压迫、神经组织变性、颅内高压均可引起一系列的继发性病理变化，导致恶性颅高压和脑疝的死亡。

四、讨论分析

高血压是引起脑出血的最主要的原因。高血压性脑出血常在情绪激动活动用力、饱餐、酗酒或脑力紧张活动时突然起病，病情进展迅速，症状多在数分钟至数小时内达高峰，出现意识障碍、偏瘫、头痛，呕吐、失语、大小便失禁等。高血压病动脉硬化性脑出血约占原发性脑内出血的90%左右，出血破入脑室者占

26%～70%，后者死亡率为42.6%～83.3%，手术治疗可以降低其死亡率。一般幕上出血量＞30mL，幕下＞10mL时主张手术治疗。骨瓣开颅血肿清除术是外科治疗脑出血最常用的传统手术方法，其优点是血肿清除彻底，直视下止血可靠并可视病情去骨瓣减压，缓解颅内压增高，适用于出血量较大，有或无脑疝形成者，CT扫描示中线移位＞1.0cm的患者。但传统开颅血肿清除术对脑组织损伤大，有时出现脑肿胀需要去大骨瓣减压。除此以外，还有以下方法：小骨窗侧裂入路血肿清除术：术前进行气管插管加静脉复合麻醉，选患侧翼点直切口，切口长4.0～5.0cm，钻孔后扩大骨窗直径3.0cm，悬吊硬脑膜，快速滴注甘露醇250mL后，放射状剪开硬脑膜，显微镜下分开侧裂，切开岛叶至血肿区，依次清除积血，最后清除前方的血肿，若发现有活动性出血，即脑出血的供血血管，电凝止血，血肿腔内放置一根3.0mm硅胶引流管。钻颅侧脑室引流术：采取患侧脑室前角，在患侧额部钻颅，成功后置一外径为3.0mm的硅胶引流管于患侧脑室前角内，外接无菌引流袋，引流袋置于高出头皮穿刺点10.0～15.0cm处，引流时间为5～12d，平均7d，引流期间保持引流管通畅。如果有血块梗阻者，在活动性出血停止24h后，灌注尿激酶5000～10000U至脑室内，关闭6～8h后开放引流。

随着显微神经外科技术的应用，特别是利用手术显微镜的放大及良好的照明作用，行侧裂脑沟入路，手术操作过程中脑组织牵拉轻，避免损害脑皮层，疗效好。如不强行吸除血肿腔内壁及底部血块，一般不会引起活动性出血。常规大骨瓣开颅在中重型颅脑损伤，脑瘤手术中有其特殊的适应证，但在高血压脑出血术中并不强调骨窗越大越好，只要能达到显露术野、清除血肿、止血目的即可。

病例 ⑨ 下肢动脉硬化闭塞症

一、病例简介

患者，男，73岁。入院时间：2021年7月17日。

主诉：右下肢疼痛、发凉3d。

现病史：患者3d前无明显诱因出现右下肢疼痛、发凉，伴麻木，无皮肤紫癜、溃疡，自行输液治疗，效果不佳，今行双下肢血管提示：右下肢股总、股浅、股深动脉栓塞，双下肢动脉硬化斑块形成，现为进一步治疗，入院就诊，门诊以"右下肢动脉栓塞"收入院，患者神志清，精神差，饮食大小便无异常，体重无明显变化。

既往史：既往体质一般，否认高血压、糖尿病、肝炎、结核等病史，预防接种史不详，否认以往重大手术史，否认外伤史，无输血史，否认过敏史。

个人史：生长于原籍，生活习惯良好，否认外地久居史，否认疫区、疫情、疫水接触史，否认牧区、矿山、高氟区、低碘区居住史，否认化学性物质、粉尘、放射性物质、有毒物质接触史，否认吸毒史，否认吸烟史、饮酒史，否认药物成瘾史，否认冶游史。

家族史：家族中无类似患者。否认遗传病史。

检查：体温36.5℃，脉搏80次/分，呼吸20次/分，血压135/80mmHg。发育正常，营养良好，无病容；表情自如；自主体位，步入病房，神志清；检查时能合作。皮肤黏膜：全身皮肤无黄染，无皮疹，无皮下出血，无皮下结点，无瘢痕，毛发分布正常，皮下无水肿，无肝掌，无蜘蛛痣。淋巴结：全身浅表淋巴结未触及肿大。头颅五官：头颅无畸形，无压痛，无包块，双眼睑无水肿，球结膜无充血，无水肿，巩膜无黄染，双侧瞳孔等大等圆，直左3mm，右3mm，对光反射灵敏。耳郭无畸形，外耳道无异常分泌物，双乳突无压痛，无听力粗试障碍。嗅觉正常，口唇正常，口腔黏膜正常。舌苔正常，伸舌无偏斜，无震颤，齿龈正常，咽部黏膜正常，扁桃体无肿大。颈部：颈软，颈动脉搏动正常，颈静脉无怒张，气管居中，肝颈静脉回流征阴性，甲状腺无肿大，无压痛，无震颤，无血管杂音。胸部：胸廓无畸形，胸骨无叩痛，呼吸运动对称，肋间隙无，语颤音正常，双肺叩诊呈清音，呼吸规整。肺部：双肺呼吸音清晰，无胸膜摩擦音。心脏：心前区无隆起，无凹陷，心尖冲动可见，心脏相对浊音界正常，心率80次/分，律齐，各瓣膜听诊区未闻及杂音，无心包摩擦音。腹部：腹平坦，无腹壁静脉曲张、无手术疤痕、无腹壁疝，阳性体征的描述；腹部柔软，未触及压痛，无反跳痛，腹部无包块，肝脏未触及，脾脏未触及，Murphy氏征阴性，肾脏无叩击痛，肾区无叩击痛，无腹部移动性浊音，肠鸣音正常，4次/分。肛门生殖器：外生殖器正常，肛门正常；脊柱：脊柱生理弯曲正常。四肢：四肢关节活动自如，无双下肢水肿。神经系统检查：四肢肌力正常，肌张力正常，双侧肱二、三头肌反射正常，腹壁反射正常，双侧膝、跟腱反射正常，Babinski征：左侧阴性，右侧阴性。双下肢对称，右下肢皮温低、以右小腿左足为重，未视及皮疹、色素、瘢痕，左侧股动脉、腘动脉、胫后、足背动脉可触及。右侧股动脉、腘动脉、胫后、足背动脉搏动未触及。

> **诊断**　①下肢动脉硬化闭塞症；②下肢动脉栓塞。

二、诊疗经过

入院完善相关检查，给予抗凝、抗血小板、活血化瘀、扩血管等对症治疗，必要时手术治疗。

手术方式：双侧髂动脉、右侧股总动脉、股深动脉、股浅动脉、腘动脉、胫后动脉、腓动脉造影+右侧股总动脉切开探查取栓+右侧股总动脉内膜剥除术+右侧髂动脉球囊扩张成形术+右侧髂总动脉支架置入术。

麻醉方式：神经阻滞加基础麻醉。

手术简要经过：患者平卧位，双侧腹股沟区皮肤碘附消毒、铺巾。取左侧腹股沟处局部浸润麻醉，麻醉生效后，成功逆行穿刺左股总动脉，置入5.0F血管鞘，置入泥鳅导丝及猪尾导管至腹主动脉末端，造影见腹主动脉显影可，左侧髂总动脉、髂外动脉显影可，左侧股总动脉显影可，右侧髂动脉全程不显影，右侧股总动脉不显影，右侧股深动脉、股浅动脉通过侧支代偿显影，更换泥鳅导丝、5F蛇管，翻山选入右侧髂动脉，造影可见充盈缺损，考虑动脉栓塞，导丝导管顺利通过股总动脉，将导管放置股总动脉。于右股动脉走行区取一长约6.0cm的纵向切口，依次切开皮肤、皮下组织，游离右股总动脉，切开股动脉鞘，解剖游离右股总动脉、股浅、股深动脉，分别套带控制，静脉给予肝素6000U，尖刀切开股总动脉前壁，剪刀继续切开股总动脉，切口长约1.0cm，找到蛇管，沿蛇管置入加硬泥鳅导丝，于腹主动脉末端撤出蛇管，导丝插入胸主动脉，沿导丝置入6F血管鞘，于左侧股动脉鞘置入泥鳅导丝，更换6F血管鞘，准备好5.5F取栓导管于左侧髂总动脉开口处打开取栓导管（封堵左侧髂血管），沿右侧股动脉鞘置入5.5F取栓导管，沿右髂总开口处反复取栓3次，取出红白色长条栓子，取栓后造影见右髂动脉血流通畅，右髂总动脉开口处重度狭窄，去除左侧取栓导管，经鞘管造影定位左侧髂总动脉开口位置，右侧腹股沟更换8F血管鞘，沿导丝置入10mm×58mm球囊扩张式血管覆膜支架，反复定位右侧髂总动脉开口位置，释放支架，复查造影，右侧髂动脉血流通畅，狭窄消失，拔除血管鞘，无损伤钳阻断股总近端、股深动脉，于股总动脉远端进6F血管鞘，分段造影显示见股浅动脉、腘动脉、胫后动脉、腓动脉显影可，血流速度缓慢，置入COMMAND18导丝选入腘动脉，置入4F取栓导管，沿股浅动脉上段进行取栓2次，未见明显血栓取出，股浅动脉返血差，剪刀切开股浅动脉前壁，见股浅动脉起始处、股总动脉大量内膜斑块致管腔狭窄，剥离子剥除股总动脉、股浅动脉内膜斑块，见股浅动脉返血较前好转，股深动脉返血尚可，6/0血管滑线（普林线）缝合股动脉切口，放开上下阻断带，缝合完毕后股总动脉未见出血，搏动良好，经左侧鞘管置入泥鳅导丝、猪尾导管，翻山选入右侧髂动脉，造影见右侧髂动脉、股总动脉、股深动脉、股浅动脉血流通畅，右侧腘动脉、胫后动脉、腓动脉显影，血流速度缓慢，踝部血管显影尚可，遂结束手术，腹股沟创面再次止血，并放置大清生物纸止血纱布1块、喷涂止血粉防止创面渗血。依次缝合切口，切口包扎，拔除左侧股动脉鞘管并加压包扎，术毕。

术后处理措施：抗凝、抗血小板及对症支持治疗。

术后注意观察事项：腹股沟伤口情况及创面情况。

三、知识拓展

下肢动脉硬化闭塞症（arteriosclerosis obliterans，ASO）是动脉粥样硬化累及下肢动脉导致动脉狭窄或闭塞而引起肢体缺血症状的慢性疾病，是全身动脉硬化性疾病在下肢的表现。本病常见于45岁以上男性，男女比例约为8：1。有症状的下肢ASO的发病率为0.6%～9.2%，已成为血管外科的常见病，是老年人慢性下肢缺血的最常见原因。

随着我国国民生活水平的不断提高和饮食结构的改变，该病的发病率也随之逐年增高，已成为最常见的外周血管疾病之一。根据我国调查报告，60岁以上人群下肢动脉硬化闭塞症的发病率达79.9%；在尸检中，50～60岁人群下肢动脉粥样硬化的发生率为77.3%，61～70岁为87%，70岁以上为100%。病变特点是以累及大动脉、中动脉为主，呈多节段分布，常见于主-髂动脉、股-腘动脉和胫-腓动脉，其中以股-腘动脉发病率最高，在患者下肢的同一动脉系统中可存在一个或多个节段的动脉严重狭窄或闭塞。ASO发生于下肢的原因可能是下肢动脉粗长，承受血流压力大，动脉内膜受内、外因素损伤的机会比较多等。本病是多种因素相互作用的结果，比较明确的病因有高血压、高血脂、吸烟、年龄、性别、糖尿病、遗传因素、血液高凝状态、饮食因素、体力活动缺乏、精神因素、血流动力学因素等。其发病机理与冠状动脉性心脏病一致，可能与脂质代谢异常、动脉壁损伤及异常负荷、感染及遗传等因素有关。

下肢ASO的临床表现主要是下肢缺血症状，多数为肢体慢性缺血，偶尔可见急性缺血。症状出现的早晚、轻重与血管闭塞的部位、长度以及侧支循环的形成有关。

症状：①初发症状：最早出现的症状多为肢体畏寒伴肢体发凉，寒冷刺激可使小动脉痉挛引起疼痛。有时可以出现下肢酸痛或沉重感，抬高患肢可诱发体位性疼痛。同时往往伴有下肢特别是足趾麻木，多主诉下肢有蚁行感等异常感觉；②间歇性跛行：这是本病典型的临床症状之一。根据病变部位、程度及侧支循环不同，出现跛行的早晚各异。表现为活动后下肢供血不足，从而产生肌肉疼痛、痉挛或疲乏无力，必须停止活动，休息片刻后才能缓解，在继续行走相同的距离后又出现疼痛。从开始行走到出现疼痛症状的时间称为跛行时间，其行程称为跛行距离。间歇性跛行的疼痛位置常有助于确定动脉阻塞性病变的水平；③静息痛：病变晚期，在休息状态下也可以发生疼痛，最初在足趾发生难以忍受的疼痛，其后可发展至足底及踝部，疼痛在夜间尤为明显，常通过下垂足部缓解症状。静息痛常严重影响患者睡眠和日常生活。该症状出现时已属严重下肢缺血；④足趾溃疡或坏疽：晚期可出现下肢萎缩、足趾发绀、趾甲变形等。病变继续发展将产生局部肿胀或水疱，进而产生自发性溃疡或坏疽，轻微外伤即可加重局部破溃。溃疡、坏死一般发生于两趾之间、足趾尖及足趾受压处，向上可累及足部或小腿。多发生干性坏疽，合并感染者可产生湿性坏疽及中毒症状；⑤其他症状：病变部位较高者可产生腰痛、阳痿等症状，部分患者可有缺血性神经炎，患肢常有与感觉神经分布一致的麻木、烧灼感，由上向下放射到整个肢体的闪电样疼痛；⑥急性下肢缺血（acute limb ischemia，ALI）：下肢ASO的病程一般较缓慢，但当其合并急性血栓形成或动脉栓塞时，肢体动脉灌注突然迅速减少，可出现ALI。ALI既可发生在已有ASO临床表现的患者中，也可发生在既往无典型症状的患者中。急性肢体缺血的典型表现为"5P"症状，即疼痛（pain）、苍白（pallor），无脉（pulselessness）、麻痹（paralysis）和感觉异常（paresthesia），也有人将冰冷（poikilothermia）作为第6个"P"。症状的严重程度常常取决于动脉闭塞的位置和侧支代偿的情况。

体征：皮肤苍白、发绀，皮肤肌肉萎缩、脱毛等。可见趾甲变形、关节挛缩、足趾溃疡、坏疽等。溃疡多位于趾尖、趾璞、趾跖关节、足跟等处，往往为单个圆形，边缘不整，肉芽不新鲜，多伴有分泌物。患肢皮温低是本病较特征的体征之一，下肢动脉搏动的触诊也至关重要，有经验的医生往往根据动脉搏动的触诊确定病变部位。下肢ASO还可通过下列特征性检查判断：①Buerger征：取仰卧位，患者双下肢抬高，髋关节屈曲45°～90°，3min后如果见足部皮肤苍白，则提示下肢供血不足。皮肤颜色变化不明显者，踝关节屈伸负荷运动约30s，如果患肢特别是足底苍白即为阳性；②下垂试验：在上述试验的基础上再嘱患者坐起，双足自然下垂，健侧皮肤色调10s左右恢复正常，超过10s者提示下肢供血不足，超过20s者提示严重供血不足，若转潮红后又出现斑片状发绀也属阳性；③足背静脉充盈试验：取仰卧位，双下肢抬高，髋关节屈曲45°～90°，使下肢静脉排空，再嘱患者坐起，双足自然下垂，正常人足背静脉于5～10s内充盈，超过10s者，提示动脉供血不足，1～3min者，提示严重供血不足，3min以上者，提示侧支循环不佳，是坏疽的先兆；④指压试验：手指压迫趾甲或皮肤后的一过性苍白应于1～2s消失，动脉供血不足者肤色恢复较慢，指压后局部无变化者，提示即将发生坏死。

四、讨论分析

股总动脉切开探查取栓＋股总动脉内膜剥除术是治疗下肢动脉硬化闭塞的有效手段。这一手术通过直接切开股总动脉，取出血栓剥除病变的内膜，改善肢体缺血状况。

股总动脉切开探查取栓＋股总动脉内膜剥除术主要适用于以下情况：①急性下肢动脉栓塞：当血栓阻塞股总动脉导致下肢急性缺血，表现为疼痛、苍白、无脉、感觉异常和运动障碍等症状时，需紧急手术取栓；②股总动脉狭窄或闭塞：由于动脉粥样硬化导致的股总动脉严重狭窄或闭塞，引起间歇性跛行、静息痛等症状，且药物治疗无效时需行内膜剥除术；③合并症处理：对于合并有糖尿病、高血压、高血脂等基础疾病的患者，在控制基础疾病的同时，行手术治疗以改善下肢血供。

手术步骤：①麻醉与切口：患者接受硬膜外麻醉或全身麻醉后，在腹股沟区做纵向切口，逐层切开皮肤、皮下组织及筋膜，显露股总动脉；②动脉阻断与控制：游离股总动脉及其分支，使用血管阻断钳阻断血流，以减少手术过程中出血；

③切开动脉与取栓：纵行切开股总动脉前壁使用Fogarty取栓导管取出近端和远端的血栓，直至血流恢复通畅；④内膜剥除：对于存在动脉粥样硬化的患者，使用专用器械剥除病变的内膜，使其光滑平整，减少再次狭窄的风险；⑤血管缝合与开放血流：使用血管缝线仔细缝合动脉切口，松开阻断钳，恢复血流，观察有无漏血及血流情况；⑥关闭切口：彻底止血后，逐层关闭切口，留置引流管。

术后处理：①抗凝与抗血小板治疗：术后给予抗凝和抗血小板药物，预防血栓形成；②监测与护理：密切监测患者生命体征及下肢血运情况，注意切口愈合情况，预防感染；③功能锻炼：鼓励患者早期进行下肢功能锻炼，促进血液循环，减少并发症。

并发症及其处理：①出血：术中仔细止血，术后密切观察切口情况，如有出血，及时处理；②血栓形成：术后积极抗凝治疗，如出现血栓形成，及时溶栓或再次手术取栓；③感染：严格无菌操作，术后合理使用抗生素，预防感染发生；④血管再狭窄：术后定期复查，如有再狭窄，可考虑介入治疗或再次手术。

手术效果评估：股总动脉切开探查取栓+股总动脉内膜剥除术的疗效主要取决于血栓清除的彻底性和内膜剥除的完整性。术后可通过以下指标评估手术效果：①临床症状改善：患者下肢疼痛、麻木等症状明显缓解，皮肤温度和颜色恢复正常，动脉搏动可触及；②影像学检查：通过多普勒超声、CT血管造影（CTA）或数字减影血管造影（DSA）等检查，评估血管通畅情况；③长期随访：定期随访，观察有无复发及并发症发生，评估远期疗效。

股总动脉切开探查取栓+股总动脉内膜剥除术是治疗下肢动脉硬化闭塞的有效方法。通过精细的手术操作和完善的术后管理，可以显著改善患者下肢缺血症状，提高生活质量。然而，手术风险和并发症仍需高度重视，严格掌握手术适应证，加强术后监测和护理，是保证手术成功的关键。

病例 ⑩ 右下肢静脉曲张

一、病例简介

患者，男，57岁。入院时间：2020年9月4日。

主诉：右下肢浅表血管迂曲扩张20年余。

现病史：患者于20年前渐出现右下肢浅表血管迂曲扩张，以久立、劳累后明显，休息并抬高患肢后可减轻；无患肢水肿、皮肤瘙痒不适、脱屑、颜色改变；无下肢酸痛、疼痛、发热、头痛、恶心。诊疗经过：无特殊治疗。近年来渐出现小腿皮肤颜色加深，站立容易感觉疲劳，为进一步治疗就诊，门诊以"右下肢大隐静脉曲张"收入院。患者自发病以来无明显胸闷、气短，无发烧，精神状态一般，食欲一般，睡眠良好，体重无明显变化，大便正常，小便正常。

既往史：1年前肠息肉手术史；否认肝炎、结核、疟疾病史，否认高血压、心脏病史，否认糖尿病、脑血管疾病、精神疾病史，否认外伤、输血史，否认食物、药物过敏史，预防接种史不详。

个人史：生长于原籍，生活习惯良好，否认外地久居史，否认疫区、疫情、疫水接触史，否认牧区、矿山、高氟区、低碘区居住史，否认化学性物质、粉尘、放射性物质、有毒物质接触史，否认吸毒史，否认吸烟史、饮酒史，否认药物成瘾史，否认冶游史。

家族史：家族中无类似患者。否认遗传病史。

检查：体温36.3℃；脉搏94次/分；呼吸22次/分；血压138/98mmHg。发育正常，营养良好，慢性病容；表情忧虑；自主体位，步入病房，神志清；检查时能合作。右下肢表浅静脉迂曲成团，小腿部为重，局部无红肿，伴有轻压痛、皮肤脱屑，无皮温增高，右侧小腿可见色素沉着，无水肿，无坏死、溃疡，双侧足背动脉搏动可扪及。

> 诊断 右下肢静脉曲张。

二、诊疗经过

麻醉起效后，患者仰卧位，常规消毒、铺巾，于右侧腹股沟韧带下方3~4cm处，以卵圆窝为中点作一与腹股沟韧带平行的斜切口，长约6cm。切开皮肤、皮下组织、浅筋膜，显露卵圆窝，解剖大隐静脉与股静脉汇合处。解剖出旋髂浅静脉，腹壁浅静脉，阴部外静脉及股内、外侧静脉，分别予以结扎切断。游离大隐静脉至与股静脉交界处，在距股静脉0.5~1cm处结扎并钳夹大隐静脉。近端双重结扎，远端用止血钳暂时钳夹等待剥离。将大隐静脉远端用蚊式钳钳夹牵开管口，插入静脉剥离器，暂用丝线结扎控制出血，将剥离器向小腿方向慢慢推进。当剥离器进至内踝上方后，于该处切一小口，分离切断大隐静脉，远端结扎，近端则结扎于剥离器上。然后向上拉出剥离器，将大隐静脉慢慢抽出。在严重曲张的大隐静脉分支处仔细切开皮肤，在皮下作潜行分离，结扎切断交通支，将曲张静脉充分剥离切除，查无活动性出血，查对敷料及器械无误，缝合切口，无菌敷料覆盖包扎，术毕。术中麻醉满意，手术顺利，术中出血20mL，术后安返病房。

术后给予抗凝、止疼、活血化瘀等对症治疗，病情稳定后详细交代出院注意事项后办理出院手续。

三、知识拓展

下肢静脉曲张（varicosity of lower limbs）是指下肢静脉的屈曲扩张，这种曲张若发生在皮肤之下的浅表血管，则可以被肉眼观察到，看起来像屈曲粗大的蚯蚓，呈青蓝色。下肢静脉曲张既可以用于描述一种临床表现，也可以用于指代一种下肢慢性静脉功能不全性疾病。

发病早期，多为下肢酸胀不适及钝痛感，同时有肢体沉重感，易乏力。多在久站后上述感觉加重，通过平卧、肢体抬高则可缓解。病变中后期，静脉壁受损，静脉隆起、扩张、迂曲，呈蚯蚓样外观，以小腿内侧大隐静脉走行区明显。病程长者，肢体皮肤则出现营养性改变，如脱屑、瘙痒、色素沉着等，甚至形成湿疹及溃疡。随着病情的演变，可以伴随血管走行的疼痛、下肢肿胀、瘀积性皮炎、浅静脉血栓等症状。

下肢静脉曲张是一种常见的血管性疾病，以大隐静脉曲张最为常见。目前我国成年人患病率在10%左右，男女患病率接近，女性略高。

下肢静脉曲张的发病原因尚不明确，目前主要观点有：①与动脉相比，静脉管壁较薄弱，易发生血管扩张，当扩张发生在瓣窦区域时会导致静脉瓣膜无法紧闭，血液逆流；②瓣膜发育不全或缺失时，容易致血液倒流瘀滞；③静脉内压持久升高，使瓣膜逐渐松弛、脱垂，最终关闭不全。前两者为主要病因，与遗传有关。静脉内压持续升高为重要诱因，如长期久站久坐、重体力劳动、妊娠、慢性咳嗽、习惯性便秘等后天性因素均会引起。

下肢静脉曲张的症状各异，初期主要表现为下肢浅静脉扩张、迂曲，出现下肢沉重、酸胀和乏力的感觉，多在傍晚和久站后感觉加重。随着病情发展，可能会出现下肢皮肤营养障碍性改变，如皮肤瘙痒，色素沉着，皮肤脱屑、萎缩等，严重者会并发血栓性浅静脉炎、静脉性溃疡及曲张静脉破裂出血等。不仅影响肢体外观，严重者还影响患者的生活质量。

目前除少部分下肢静脉曲张患者行保守治疗外，多采用手术治疗。保守治疗即通过使用弹力袜、弹力绷带及充气加压治疗，促使静脉瓣关闭，血液瘀滞减少，改善回流。同时口服一些药物治疗（如地奥司明、柑橘黄酮片）。此外还应注意在平卧时抬高患肢，避免久站久坐，适当运动等。此法仅适用于症状轻微者，妊娠期妇女及难以耐受手术者。

四、讨论分析

下肢静脉曲张是临床常见的血液灌流性疾病，其病理生理基础是下肢静脉高压，是浅静脉、深静脉和交通支静脉功能不全相互作用的结果。20世纪初，Homans提出了治疗大隐静脉曲张的手术方式——"大隐静脉高位结扎、抽剥术"，并成为治疗该病的经典手术方式。但是传统的手术方式存在切口大、术中出血多、术后容易复发等缺点。由于小腿静脉的曲折改变影响大隐静脉顺利剥离，往往需要延长切口，不仅增加了手术时间，还容易引起术后复发，而且影响术后腿部形态，给患者造成痛苦。因此尝试对此类患者采用热疗法破坏曲张静脉的血管内皮使之闭合，从而使曲张静脉消失。与传统手术比较，该手术操作简单，手术创口小，手术时间短，术后不易留下瘢痕，无皮下出血、皮肤坏死等并发症。

1938年Linton提出了交通静脉瓣膜功能不全，高压的深静脉血液倒流入浅静脉是引起足靴部皮肤溃疡的主要原因，主张在深筋膜下结扎交通静脉。葛巍等发现治疗小腿内侧交通支功能不全能够改善慢性静脉功能不全的临床表现，尤其是皮肤溃疡。但Linton法手术创伤大，切口易感染且愈合慢，逐渐被弃用。20世纪90年代，电视内镜技术成功用于下肢静脉性溃疡的治疗，既达到治疗目的，又减少了并发症，缩短了住院时间，美容效果好。采用腔镜深筋膜下交通支离断术离断小腿中下段内侧交通支，术中使用超声刀进行电凝，有效避免了温度过高致肌肉、筋膜及皮肤坏死。术中可精确定位深筋膜下间隙内交通静脉，损伤小，切口小，远离病变皮肤，利于溃疡愈合，降低切口并发症的发生率。

1980年Kistner提出了原发性下肢深静脉瓣膜功能不全的概念后，国内外许多学者进行了大量的研究，认为此病变是下肢静脉曲张的病因和手术后复发的原因之一。张伯根提出的管壁学说认为，下肢静脉功能瓣膜功能不全的患者由于下肢深静脉管壁长期处于高压状态，引起管径增加以致瓣膜关闭相对不全，同时血液反流更加重了高压，这样周而复始的恶性循环导致下肢静脉曲张。瓣膜修复术的治疗目的是使患肢重新具备符合生理结构和血流动力学的瓣膜，预防术后血栓的形成，维持长期的疗效。主要的治疗方法有瓣膜修复术，分为腔内修复术和腔外修复术。瓣膜修复术中以瓣膜包窄术手术操作较简便，而且保持了血管壁的完整性，术后也不需抗凝治疗。瓣膜包窄术一般针对股浅静脉第一对瓣膜实施，因为股浅静脉第一对瓣膜位置恒定，又是对抗静脉压的首要部位，保持它的功能可阻止远端瓣膜倒流的进一步发展，从而显著改善浅静脉手术的长期疗效。股静脉"戴戒"术不切开管腔，不会损伤瓣叶，既可使已发生扩张的瓣环缩窄，又可防止术后继发的瓣环扩张，提高了长期疗效。但是，施行该手术时最多将股浅静脉管腔缩小，缩窄过度易引起血栓形成，缩窄不够易复发。且实际操作中，缩窄程度只能凭术者肉眼估计，没有统一标准，影响了手术疗效。

总之，对于下肢静脉曲张患者，术前完善血管多普勒彩色超声和静脉造影检查以明确病情，选择合适的手术方式，方能取得良好的治疗效果。对于伴有原发性静脉功能不全的下肢静脉曲张患者，并不一定要同时进行深静脉瓣膜的处理，但大隐静脉的高位结扎一定要彻底，要完全剥脱主干，将曲张的静脉团及交通静脉去除干净，这是手术成功和降低复发率的关键。

病例⑪ 胃癌

一、病例简介

患者，女，63岁。入院时间：2023年10月17日。

主诉：上腹部疼痛9个月余，加重2个月。

现病史：患者在9个月以前没有任何原因引起上腹痛，为持续性隐痛，无其他部位放射，与进食无关。伴上腹胀，无恶心、呕吐，无反酸、嗳气、呃逆、食欲缺乏、乏力、消瘦，无腹泻、便秘，无呕血、黑便，胸骨后无不适、烧灼感、针刺样痛、牵拉样痛，无食物滞留感、哽噎感。无发热、咳嗽、咳痰，无呼吸困难，无黄疸。患者于医院行胃镜检查提示"胃体下段大弯侧黏膜粗糙、充血"，病理提示"（胃体）黏膜组织慢性炎"，患者自服药物治疗（具体不详），症状间断缓解。2个月前患者上腹隐痛较前加重，遂再次于医院复查胃镜提示"（胃窦）恶性肿瘤，倾向低分化癌"。门诊以"胃癌"收入院。患者从发病起就神志清醒，精神状态良好，进食正常，睡眠良好，尿常规，体重减轻3kg左右。

既往史：否认有肝炎、结核病、疟疾、高血压、心脏病、糖尿病、脑血管病、精神疾病、手术、外伤、输血、食物及药物过敏史，疫苗免疫史不详。

个人史：无疫区、疫水接触史，无牧区、矿山、高氟区或低碘区生活史，无化学物质、放射性物质、有毒物质接触史，无毒品史，无酗酒史，无吸烟、酗酒史，经量中等，无痛经，其余未知；育有1子1女，配偶及子女均健在。

家族史：父母已故，具体死因及去世年龄不详。有3兄1弟，均健在，家族中无类似患者。否认遗传病史。

检查：两侧锁骨上和腹股沟淋巴结均无明显异常。腹部平整，没有腹部静脉曲张，没有胃肠道类型。腹软，上腹不疼，不会有反跳性疼痛，也不会有肿块。

结果：肝脏、脾脏肋下扪及不到，Murphy 氏征阴性，无肾部叩击痛、运动性浊音。肠鸣音正常，4次/分。血常规：血红蛋白浓度112g/L，白蛋白42.1g/L，肿瘤标志物：癌胚抗原0.634mg/mL，糖链抗原724＜1.5U/mL，CA199 14.9U/mL。胃镜：胃窦后壁可见一大小约4.5cm×5.0cm的巨大溃疡，底覆污苔并可见鲜血渗出，周边隆起伴糜烂。胃镜活检病理：（胃窦）恶性肿瘤，倾向低分化癌。胸腹增强CT未见明显远处转移。

诊断	胃癌（$T_3N_{3b}M_0$ ⅢB期）。

二、诊疗经过

入院后积极完善各项检验、检查，未见明显手术禁忌，完善充分的术前准备，在气管插管麻醉下行3D腹腔镜下根治性远端胃切除术（毕Ⅱ式）+布朗氏吻合术，术后顺利出院。

三、知识拓展

胃癌（gastric cancer）的病因比较复杂，研究表明主要与幽门螺杆菌感染、地域及饮食差异、癌前病变与疾病、遗传等有较大相关性。在20世纪80年代胃癌在全球范围内是最常见的恶性肿瘤，现在也是肿瘤死亡中的主要病因。受持续性地理因素的影响，胃癌的患病率在日本和南美的部分国家患病率较高，在西欧和美国的患病率较低。

胃癌早期并没有十分明确的临床表现。患者经常对早期腹部不适甚至消化不良没有引起足够的重视，往往认为是胃炎症状，从而实施6～12个月溃疡对症治疗，易发生误诊。其上腹部疼痛和溃疡病引起的疼痛类似，也和心绞痛相像。但是胃癌的疼痛往往是持续性、无放射的，进食后疼痛并不缓解。随着疾病的发展，患者会出现体重减轻、食欲缺乏、乏力或者恶心。临床症状通常反映了原发肿瘤的部位。近端肿瘤包括胃食管交界区，患者会出现吞咽困难，而远端肿瘤会出现胃幽门梗阻。胃壁出现肿瘤侵犯则会出现皮革胃，会出现胃弹性降低，患者容易出现胃部胀满。胃肠道出血较为少见，约有15%的胃癌患者会出现呕血，40%的患者会出现贫血。晚期胃癌肿瘤会侵犯邻近的横结肠，从而导致结肠梗阻。多数早期胃癌患者无明显症状，少数患者可出现恶心、呕吐或类上消化道溃疡状，无明显特异性。进展期胃癌最常见的临床症状主要表现为疼痛与近期体重明显减轻。

典型的体征发生较晚，而且往往提示肿瘤晚期或者出现转移。腹部检查发现较大的腹部包块，以及锁骨上淋巴结肿大、脐周淋巴结肿大、腹腔淋巴结肿大和Krukenber瘤，可以通过直肠指诊检查发现。随着患者病情的发展，患者可能会出现肝大、黄疸、腹水和肿瘤恶病质的表现。

3D腹腔镜较传统腹腔镜优势明显，3D腹腔镜拥有传统腹腔镜不具备的三维立体纵深感，且有更多的放大倍数、更清晰细腻的画面，视觉感受更佳，更有利于淋巴结的清扫及消化道的重建。

大部分胃癌患者早期是没有临床症状的，或是仅有类似于一般胃病的一些表现，比如上腹部不适、隐痛、嗳气、闷胀等。因此早期胃癌很难察觉。到了中晚期，胃癌患者通常会感到胃部有明显的疼痛感，尤其是在心窝位置，疼痛没有规律，进食后也不会缓解。随着肿瘤的进展，患者会出现食欲减退和体重下降的情况，身材变得较为消瘦。大多数胃癌肿瘤位于幽门窦部，因此中晚期患者会出现幽门梗阻的情况，表现为吃完东西后感到胃部膨胀，并伴有反胃、恶心、嗳气等症状，由于胃部出血，呕吐物通常呈暗红色或混杂有咖啡色血液，大便呈黑色柏油样。

在疾病的晚期阶段，癌肿发生转移的风险较大，通常会向附近的横结肠、肝脏、胰腺等部位迁移；也可能通过淋巴系统向周围淋巴结或远处的淋巴结转移，一些患者在左侧锁骨位置可以触摸到质地较硬且不活动的淋巴结。癌肿还可能通过血液循环转移到卵巢、骨骼、大脑、肺部、肝脏等部位，引发肝大、黄疸、腹水等情况，并可能引起梗阻、坏死、出血以及胃穿孔等并发症。

四、讨论分析

胃癌是临床最常见的消化系统恶性肿瘤，伴随着人们生活和饮食习惯的改变，该疾病的发病率也呈现逐年攀升的趋势。

经临床研究发现，腹腔镜远端胃癌根治术虽是胃癌常见的治疗方式，但其对患者胃部正常生理结构的影响也不容忽视，其中利用毕Ⅱ式方式进行消化道重建会直接将残胃与空肠相吻合，使得正常胃蠕动方向遭到破坏，导致患者术后出血胃肠道运动功能障碍，更增加术后并发症的发生风险，影响患者的预后。而经临床多次实践发现，建立输入、输出祥间短路吻合的布朗氏吻合术在降低反流性胃炎发生率方面效果显著。布朗氏吻合方式有助于降低胃肠手术后反流性胃炎的发生，在减少术后并发症方面优势显著。

经研究显示，相较于单纯采用毕Ⅱ式吻合的方式进行消化道重建，采用毕Ⅱ式＋布朗氏吻合方式进行消化道重建在缩短患者术后住院时间、促进患者早日康复方面优势更加显著。两种吻合方式联合应用可以使残胃环境与正常的微结构相近，避免手术操作影响正常的胃蠕动，避免胃瘫综合征的发生。采用毕Ⅱ式＋布朗氏吻合方式进行消化道重建具有较高的安全性。除此以外，两种方式联合应用可以保护肠黏膜屏障功能，分析其原因可以发现，毕Ⅱ式＋式布朗氏吻合方式可以增加空肠侧-侧吻合口，增加消化液的分流，减轻因手术操作引起的胃黏膜屏障损伤，从而避免血清二胺氧化酶和D-乳酸经受损肠黏膜大量入血；不仅如此，因消化液对吻合口刺激作用降低，在一定程度上可以减轻手术操作对患者机体的刺激作用，减轻机体因此刺激而引发的应激反应，缓解因炎症介导引起的免疫功能抑制现象，从而提高患者免疫功能指标水平，进一步凸显该消化道重建方式的临床优势。

综上所述，在腹腔镜远端胃癌根治术中采用毕Ⅱ式＋布朗氏吻合方式进行消化道重建可以有效改善患者术后肠道屏障功能，减轻手术对机体免疫功能的影响，促进患者术后早日恢复的同时减少术后并发症的发生，临床治疗安全性较高。

病例⑫　胃溃疡穿孔

一、病例简介

患者，男，61岁。入院时间：2023年5月17日。

主诉：突发上腹疼痛10h。

现病史：10h前患者无明显诱因出现腹痛，开始为上腹部持续性隐痛，程度较轻，1h后出现全腹持续性疼痛，程度剧烈，无其他处放射，患者在坐姿和屏息状态下会减轻腹部疼痛，同时伴有恶心，没有呕吐，没有排气，没有大便，也没有腹泻和黑便，没有发烧，没有反酸和嗳气，没有皮疹，也没有皮下出血，也没有出现皮肤发黄、瘙痒等症状，无心慌、口渴、心悸、头晕、肢体麻木。于医院行腹部CT："胃窦壁胃壁增厚、毛糙，腹盆腔积液"，为求进一步诊治，急诊以"①腹痛原因待诊；②消化道穿孔待确诊"，收入院。患者自发病以来，未进饮食，睡眠差，小便通畅。无排气排便，体重无明显减轻。

既往史：否认有肝炎、结核病、疟疾史、高血压、心脏病、糖尿病、脑血管病、精神疾病、手术、外伤、输血、食物、药物过敏史，疫苗免疫史不详。

个人史：无疫区、疫水接触史，无牧区、矿山、高氟区或低碘区生活史，无化学物质、放射性物质和毒物接触史，无吸食毒品史，平均抽20根/天，没有戒烟记录。有二十年饮酒史，平均500mL/d，没有戒酒记录。

家族史：父母已故，具体死因及去世年龄不详。家族成员无类似病史及遗传病史。

检查：两侧锁骨上和腹股沟淋巴结均无明显异常。腹部平整，没有腹部静脉曲张，没有胃肠道类型。腹下压痛明显，摸不到肿块。结果：肝脏。脾脏肋下扪及不到，Murphy氏征、肾部叩击痛、运动性浊音。肠鸣音下降2次/分。血常规：

白细胞15.67×10⁹/L，中性粒细胞百分率93.1%，超敏C-反应蛋白30.44mg/L，降钙素原：6.06ng/mL，电解质正常。腹部CT：①胃窦壁胃壁增厚、毛糙，请结合临床及内镜检查；②腹盆腔积液；③考虑肝囊肿，必要时增强检查；④考虑胆囊内胆汁淤积；⑤前列腺增生并钙化；⑥动脉粥样硬化表现。余腹部、盆腔CT平扫未见明显异常，必要时建议增强扫描进一步检查。

> **诊断** ①胃溃疡穿孔；②急性弥漫性腹膜炎。

二、诊疗经过

入院后予以禁饮食、抑酸、胃肠减压、抗感染、生长抑素、补液及营养支持治疗，患者存在弥漫性腹膜炎体征，考虑消化道穿孔可能性大，存在急诊手术指征，向患者家属交代病情，在气管插管麻醉下行腹腔镜下胃穿孔修补术，手术顺利。术后给予抗感染、止痛、抗凝、静脉营养等对症处理，恢复良好，进流质食物后无明显腹痛、腹胀，有排气、排便。后经医师查房准予出院。

三、知识拓展

急性穿孔（acute perforation）是胃溃疡最常见的严重的并发症之一，因溃疡穿孔而住院治疗的病例占溃疡病住院治疗的20%左右。有报道，胃溃疡穿孔的病死率为27%，年龄越大，病死率越高，超过80岁患者的病死率可迅速上升。

约有半数患者溃疡穿孔后常引起反射性恶心和呕吐，呕吐物多为食物残渣及胃液，混有血性或咖啡样液体，如病情发展导致肠麻痹，则呕吐会更严重。穿孔后的激烈刺激常可引起患者烦躁不安、面色苍白、四肢冰冷、心悸、出汗、体温下降、脉搏增快、血压下降等休克症状。

穿孔1~5h，部分患者由于腹膜渗出液增多，稀释了流入腹腔的胃内容物，以上各种症状可有不同程度的缓解，腹痛和腹肌紧张有所减轻，休克症状亦自行好转，但压痛仍很明显。此时易造成误诊或漏诊。穿孔10~12h后，随着腹腔渗出液的吸收及继发细菌感染，若得不到及时诊治，患者感染严重，可进入腹膜炎晚期，出现寒战、高热，甚至发生中毒性肠麻痹、败血症、脓毒血症，最终因中毒性休克而死。

老年及体弱患者对穿孔的反应及耐受性与青壮年患者不同。其腹痛症状不太明显，但呕吐、腹胀较重，容易休克，病情发展较快，预后差，必须高度警惕。

急性溃疡穿孔病例中70%有溃疡病史，15%可完全无溃疡病史，有15%的病例在穿孔前数周可有短暂的上腹部不舒服。有溃疡病史者在穿孔前常有一般症状加重的病程，但少数病例可在正规内科治疗的进程中，甚至是平静休息或睡眠中发生。

穿孔的典型症状是突发性上腹剧痛，呈刀割样，可放射至肩部，很快扩散至全腹。有时消化液可沿右结肠旁沟向下流至右下腹，引起右下腹痛。患者常出现面色苍白、冷汗、肢体发冷、脉细等休克症状，伴恶心、呕吐。患者往往非常清楚地记得这次剧痛突发的确切时间。2～6h后，腹腔内大量渗液将消化液稀释，腹痛可稍减轻。再往后，由于发展至细菌性腹膜炎期而症状逐渐加重。

患者呈重病容，强迫体位，呼吸表浅。全腹压痛，反跳痛，但腹部以上最明显，呈"板状腹"。胃穿孔后，胃内空气可进入腹腔，站立或半卧位时，气体位于膈下，叩诊肝浊音界缩小或消失，即所谓"气腹征"。若腹腔内积液超过500mL以上时，可叩出移动性浊音。听诊肠鸣音一开始即可消失，所谓"寂静腹"。

引起胃穿孔的因素有很多，常见的有幽门螺杆菌感染。幽门螺杆菌感染之后会导致患者胃部发生溃疡。如果溃疡得不到及时纠正，继续发展，溃疡就有一定的概率突破胃壁，造成穿孔。穿孔后，胃内容物包括未消化的食物、消化液、消化道菌群会随着穿孔进入腹腔，引起腹腔内的积液、消化、感染等严重问题，引起腹部剧烈疼痛、感染性休克等症状。如果不能及时纠正，可危及患者生命。目前临床上对胃溃疡穿最为有效的应对方案是通过手术的方式对穿孔进行修补。通过外科手术，将胃部的穿孔进行缝合，从而阻止胃液继续进入腹腔，同时对已经进入腹腔内的胃液进行清理，从而避免腹膜感染的发生。同时也能在一定程度上缓解因胃酸而引起的剧烈疼痛、休克及其他并发症。单纯修补术是目前应用最为广泛的手术方案之一，但对其他情况如合并胃部恶性肿瘤、顽固性溃疡等患者，还可以选择胃大部分切除、高选择性迷走神经切断术等手术方案。但即便是安全性较高、创伤相对较小的单纯修补术，仍然需要 10～15cm 的手术创口，在康复阶段容易发生感染、粘连等并发症。

四、讨论分析

胃溃疡主要与暴饮暴食所致胃蛋白酶以及胃酸分泌增加等因素密切相关，发病时主要表现为上腹部剧烈疼痛、恶心、呕吐等，若不进行及时有效的治疗，则可危及病人生命。

CRP 是肝组织分泌的一种非特异性急性反应蛋白，其可激活补体和加强吞噬细胞的吞噬而起调理作用，从而清除入侵机体的病原微生物和损伤、坏死、凋亡的组织细胞，在机体的天然免疫过程中发挥重要的保护作用。IL-6 是经典的促炎因子，可参与炎症反应，并加重组织炎性损伤，其表达失调可引起许多疾病，临床表现主要为发病时 IL-6 水平增高。在发生内外伤、外科手术、应激反应、感染、脑死亡、肿瘤产生以及其他情况的急性炎症反应过程中 IL-6 会快速生成。手术病人的 IL-6 浓度能够预示是否会有手术并发症的产生。TNF-α 是一种主要由巨噬细胞和单核细胞产生的促炎细胞因子，并参与正常炎症反应和免疫反应。

患者术后的 CRP、IL-6、TNF-α 指标水平均显著下降，且患者术后 VAS 评分较术前明显减小，证明患者术后的应激反应更小，疼痛感更轻；胃动素（MTL）是一种由多种氨基酸构成的消化道激素，其主要存在于小肠内，作用是促进胃肠运动和消化液的输送。相关研究资料显示，MTL 可提高胃肠道括约肌、平滑肌收缩力，加速胃肠蠕动。胃泌素（GAS）主要由十二指肠、空肠黏膜细胞分泌，可增强胃收缩、胃排空，并能促进胃肠道黏膜细胞增生。当溃疡发生后，胃泌素通过胃黏膜毛细血管进入血液，导致其血清含量显著高于正常无穿孔人群。患者在术后的 MTL 及 GAS 水平恢复情况也进一步证明了腹腔镜修补术可有效促进术后胃肠功能恢复。

　　腹腔镜修补术可在较小切口的情况下充分探查腹腔，术者可准确评判病变的性质以及严重程度，另外腹腔镜手术可精准定位穿孔位置，从而进行准确修补，在减少手术创伤的同时，进一步降低病人应激反应度，并发症也随之减少；术中建立人工气腹操作可有效扩大手术空间，术者可以更清晰地观察腹腔内部情况，有效防止出现漏诊、误诊等。在进行腹腔镜穿孔修补术的过程中，不需要应用电凝及电刀，在修补穿孔和冲洗腹腔时，对腹腔内的其他组织器官干扰小，挤压及牵拉器官的力度也相对较轻，不会对脏器造成严重损伤。腹腔镜修补术可使腹腔保持封闭，腹腔内脏器接近生理状态，可有效防止体内的液体流失，避免发生电解质紊乱。穿孔后消化液会进入腹腔内，在腹腔镜下可将穿孔处流出的胃内容物彻底吸除干净，有效彻底的冲洗可降低腹腔感染、脓肿、肠粘连等的发生率。

病例 ⑬ 左侧腹股沟疝

一、病例简介

患者，男，54岁。入院时间：2022年7月13日。

主诉： 发现左侧腹股沟肿物20d余。

现病史： 患者于20余天前无明显诱因发现左侧腹股沟区有一鸡蛋大小肿物，不突入阴囊，站立或咳嗽时出现，平卧时可消失，走路或干体力活时偶感疼痛，不伴红肿，无进行性增大，不伴恶心、呕吐，无腹痛、腹胀，今到医院就诊，拟"左侧腹股沟疝"收住入院。患者起病以来，无畏寒、发热，无尿频、尿急、尿痛，无胸闷、心悸，精神状态尚可，睡眠胃纳正常，大小便正常。体重无明显减轻。

既往史： 否认肝炎、结核、疟疾等传染病史，否认"高血压"等病史，否认手术史，否认外伤史，否认输血史，否认药物、食物过敏史，预防接种随当地进行。

个人史： 生于原籍，久居于本地，无疫区居住史，无疫水、疫源接触史，无放射物、毒物接触史，无毒品接触史，无吸烟史，无饮酒史。

家族史： 家族中无类似患者。否认遗传病史。

检查： 体温36.0℃，脉搏65次/分，呼吸20次/分，血压115/90mmHg。发育正常，营养中等，神志清，自动体位，查体合作。全身皮肤黏膜无黄染，无皮下出血点及瘀斑，无肝掌、蜘蛛痣，全身浅表淋巴结未扪及肿大，头颅五官无畸形，巩膜无黄染，睑结膜正常，双侧瞳孔等大等圆，直径约3mm，对光反射灵敏；耳鼻口腔未见异常分泌物。双侧扁桃体不大。颈软，气管居中，甲状腺未扪及肿大，颈静脉无怒张。胸廓对称无畸形，胸肋骨无压痛。双肺呼吸运动匀称，叩诊呈清音，触觉及听觉语颤对称正常。双肺呼吸音清，无明显干湿啰音及哮鸣音。心前区无隆起，心尖搏动位置及范围正常；叩诊心界无扩大；心律齐，各瓣膜听诊区未闻及病理性杂音。脊柱四肢无畸形，双下肢无浮肿，四肢活动自如。生理反射存在，病理反射未引出。左下腹可扪及4cm×1.7cm椭圆形肿块，质软，无压痛，界清，活动度好，平卧后可回纳腹腔，嘱咳嗽指尖冲击感明显；腹部平坦，未见胃肠型及动波，腹壁静脉未见曲张；腹肌软，全腹无压痛、反跳痛，肝、脾、胆囊肋下未触及，透光试验阴性。外院B超提示：考虑左侧腹股沟疝。

> **诊断** 左侧腹股沟疝。

二、诊疗经过

入院后予完善相关检查：血常规、生化常规、凝血功能、胸片、心电图等未见明显异常，考虑有手术适应证，未见明显禁忌证，予完善相关术前准备后于腰硬联合麻醉下行"左侧腹股沟疝无张力修补术"，术程顺利，术后予对症支持治疗，患者顺利恢复出院。

三、知识拓展

腹股沟区是前外下腹壁一个三角区域，其下界为腹股沟韧带，内界为腹直肌外缘，上界为髂前上棘至腹直肌外侧缘的一条水平线。发生于腹股沟区的腹外疝统称为腹股沟疝。腹股沟痛有斜疝、直疝2种。腹股沟斜疝从腹壁下动脉外侧的腹股沟管内环突出，向内、向下、向前斜行经过腹股沟管，出腹股沟管外环达体表。在男性中，疝块还可继续向疝囊方向发展；在女性中，则终止于大阴唇。腹股沟直疝系从腹壁下动脉内侧的腹股沟三角直接由后向前突出于体表疝，它不经过内环，很少进入阴囊。

中华医学会外科分会疝和腹壁学组对成年人腹股沟疝进行了分型。根据疝环缺损大小、疝环周围腹横筋膜的坚实程度和腹股沟管后壁的完整性，将其分为Ⅰ、Ⅱ、Ⅲ、Ⅳ型。Ⅰ型：疝环缺损直径≤1.5cm（约1指尖），疝环周围筋膜有张力，腹股沟管后壁完整。Ⅱ型：疝环缺损直径为1.5～3.0cm（约2指尖），疝环周围腹横筋膜存在，但薄且张力降低，腹股沟管后壁已不完整。Ⅲ型：疝环缺损直径≥3.0cm（大于2指尖），疝环周围腹横筋膜薄而无张力或已萎缩，腹股沟管后壁缺损。Ⅳ型：复发疝。

斜疝是最常见的腹外疝，发病率约占腹外疝总数的90%，占腹股沟疝的95%。腹股沟疝患者男性多于女性，男女发病率之比约为15：1，右侧发病多于左侧。

腹股沟区解剖层次：腹股沟区解剖由浅面深，有以下各层。①皮肤、皮下组织和浅筋膜；②腹外斜肌：其在髂前上棘与脐之间连线以下移行为腱膜，即腹外斜肌腱膜。该腱膜下缘在髂前上棘至耻骨结节之间向后、向上返折并增厚形成腹股沟韧带（Pauport韧带）。韧带内侧端一小部分纤维又向后、向下转折而形成腔隙韧带，又称陷窝韧带（Gimbernat韧带），它填充着腹股沟韧带和耻骨梳之间的交角，其边缘呈弧形，为股环的内侧缘。腔隙韧带向外侧延续的部分附着于耻骨梳，为耻骨梳韧带。从耻骨结节开始，腹股沟韧带的部分纤维在精索后向上向内走行，并与对侧纤维在白线交错，形成股股沟反转韧带（Colles韧带）。腹外斜肌腱膜纤维在耻骨结节上外方形成一个三角形的裂隙，即腹股沟管浅环（外环或皮下环）。腱膜深面与腹内斜肌之间有髂腹下神经及髂腹股沟神经通过，在手术时应避免其损伤；③腹内斜肌和腹横肌：腹内斜肌在此区起自腹股沟韧带外侧的1/2。肌纤维向内下走行，其下缘呈弓状越过精索前方、上方，在精索内后侧止于耻骨结节。腹横肌在此区起自腹股沟韧带外侧1/3，其下缘也呈弓状越过精索前上方，在精索内后侧与腹内斜肌融合形成腹股沟镰（或称联合腱），也止于耻骨结节。存在真正联合腱的比例仍有争议，但是大多数外科医师认为仅<10%的患者存在真正联合腱；④腹横筋膜；位于腹横肌深面。其下面部分的外侧1/2附着于腹股沟韧带，内侧1/2附着于耻骨梳韧带。腹横筋膜与包裹腹横肌膜和腹内斜肌的筋膜在弓状下缘融合，形成弓状腱膜结构，称为腹横肌腱膜弓。腹横筋膜至腹股沟韧带向后的游离缘处加厚形成髂耻束（Thomson韧带），在腹腔镜疝修补术中特别重视腹横肌腱膜弓和髂耻束。在腹股沟韧带中点上方2cm，腹壁下动脉外侧处，男性精索和女性子宫圆韧带穿过腹横筋膜而造成一个卵圆形裂隙，即为腹股沟管深环（内环或腹环）。腹

横筋膜由此向下包绕精索，成为精索内筋膜。深环内侧的腹横筋膜组织增厚，称凹间韧带（interfoveolar韧带）。在腹股沟韧带内侧1/2，腹横筋膜还覆盖着股动、静脉，并在腹股沟韧带后方伴随这些血管下行至股部；⑤腹膜外脂肪和腹膜壁层：腹膜外脂肪位于腹横筋膜和壁腹膜之间，腹股沟区脂肪组织较多，向后与腹膜后间隙的疏松结缔组织相连续。腹膜外脂肪和壁腹膜较易剥离，这也成为经腹膜外入路的手术操作空间。上述可见，在腹内斜肌和腹横肌的弓状下缘于腹股沟韧带之间有一定空隙存在，在腹股沟内侧1/2部分，腹壁强度较为薄弱，这就是腹外疝好发于腹股沟区的重要原因。

腹股沟管解剖：腹股沟管位于腹前壁、腹沟韧带内上方，大体相当于腹内斜肌、腹横肌弓状下缘于腹股沟韧带之间的间隙。成年人腹股沟管的长度为4~5cm，腹股沟管的内口即深环，外口即浅环。它们的大小一般为可容1指尖。以内环为起点，腹股沟管的走向由外向内、由上向下、由深向浅斜行。腹股沟管的前壁有皮肤、皮下组织和腹外斜肌腱膜，但外侧1/3部分尚有腹内斜肌覆盖；管的后壁为腹横筋膜和腹膜，其内侧1/3尚有腹股沟镰；上壁为腹内斜肌、腹横肌的弓状下缘；下壁为腹股沟韧带和腔隙韧带。女性腹股沟内有子宫圆韧带通过，男性则有精索通过。

直疝三角：外侧边是腹壁下动脉，内侧边为腹直肌外侧缘，底边为腹股沟韧带。此处腹壁缺乏完整的腹肌覆盖，且腹横筋膜较周围部分为薄，故易发生疝。腹股沟直疝在此由后向前突出，故称直疝三角（Hesselbach三角，海氏三角）。直疝三角与腹股沟深环之间有腹壁下动脉和凹间韧带相隔。在直疝三角的最初定义中，下壁为耻骨梳韧带，为了使采用传统前入路进行疝修补的外科医师更加容易分辨该区域，因而修改边界，用腹股沟韧带替换耻骨梳韧带。

耻骨肌孔：法国医师将腹股沟区的薄弱区描述为耻骨肌孔，各型腹股沟疝均发生在此区域。其边界如下：上界为腹横肌弓状下缘，外侧界为髂腰肌，内侧界是腹直肌外侧缘，下界是耻骨上支。熟悉耻骨肌孔的知识对于实施有效的腹腔镜腹股沟疝修补术具有重要的意义。

腹股沟区神经：腹股沟区神经有髂腹下神经、髂腹股沟神经及生殖股神经。

髂腹下神经来自第12肋神经及第1腰神经。髂腹股沟神经来自第1腰神经。这两支神经均在腹股沟管上方2.0～2.5cm处，穿过腹内斜肌，走行于腹外斜肌与腹内斜肌之间。髂腹下神经在外环上方2.5cm处穿过腹外斜肌腱膜，分布于耻骨上区域。髂腹股沟神经位于髂腹下神经的下方，在腹股沟管中沿精索的前外侧走行出外环，分布于阴囊（或大阴唇）前部、阴茎根部和大腿内侧的皮肤。生殖神经来自骶神经丛，其生殖支沿精索的内侧穿出，含有运动纤维及感觉纤维，分配于睾提肌、阴茎、阴囊肉膜及皮肤。

腹股沟斜疝有先天性和后天性之分：①先天性解剖异常：胚胎早期，睾丸位于腹膜后第2～3腰椎旁，以后逐渐下降，同时在未来的腹股沟管深处带动腹膜、腹横筋膜及各肌经腹股沟管逐渐下移，并推动皮肤形成阴囊。随之下移的腹膜形成一鞘突，睾丸紧贴在其后壁。鞘突下段在婴儿出生后不久成为睾丸固有鞘膜，其余部分自行萎缩闭锁而遗留一纤维索带。例如，鞘突不闭锁或闭锁不完全成为先天性斜疝的疝囊。右侧睾丸下降比左侧略晚，鞘突闭锁也较迟，故右侧腹股沟疝较多；②后天性腹壁薄弱或缺损：任何腹外疝都存在腹横筋膜不同程度的薄弱或缺损。此外，腹横肌和腹内斜肌发育不全对发病也起着重要作用。腹横筋膜和腹横肌的收缩可把凹间韧带牵向上外方，而在腹内斜肌深面关闭腹股沟深环。腹横筋膜或腹横肌发育不全，这一保护作用就不能发挥，因而容易发生疝。腹肌松弛时弓状下缘与腹股沟韧带是分离的，但在腹内斜肌收缩时，弓状下缘被拉直向腹股沟韧带靠拢，有利于覆盖精索并加强腹股沟管前壁。因此，腹内斜肌弓状下缘发育不全或位置偏高易发生腹股沟疝（特别是直疝）。

不同类型的腹股沟疝好发于不同年龄段。斜疝多发于青壮年，直疝多见于老年。先天性腹股沟斜疝多见于婴幼儿，但有时见于老年人。

易复性疝腹股沟区有肿块和偶有胀痛感。斜疝肿块通常在因行走、咳嗽等引起腹压增高时出现，于休息、平卧或推送后消失。发病早期，肿块并不明显，只在患者咳嗽、憋气或擤鼻时，腹股沟管投影区腹壁略显膨隆；有明确肿块也仅局限于内环和腹股沟投影区。早期肿块外形多呈圆形或是长轴平行于腹股沟管的椭圆形。当疝块突至外环之外时，呈现梨形。最终，疝块进入阴囊。

在疝块未显现时，用手置于内环处，嘱患者咳嗽，常可在此有膨胀性冲击感或疝内容物顶出且滑入疝囊感并出现肿块。内容物为肠管时，触按肿块柔软光滑，较大时还能叩出鼓音。如内容物为大网膜，则肿块多坚韧且叩之呈浊音。令患者平卧，用手回纳疝块过程中，可听到肠管回纳时的咕噜声。回纳后，用手指可探知外环扩大松弛，此时可感到咳嗽时疝块的冲击。如在疝块回纳后用手指压住内环投影区，嘱患者站立咳嗽，斜疝疝块不能突出；一旦手指移开，可见疝块随咳嗽突出。疝门明显扩大者，指压时疝块仍可突出。

腹股沟直疝常见于年老体弱者，主要临床表现是当患者直立时，在腹股沟内侧端，耻骨结节上外方出现一半球形肿块，并不伴有疼痛或其他症状。直疝患者平卧后疝块多能自行消失。疝块通常并不下坠至阴囊。直疝极少发生嵌顿。腹股沟疝诊断不困难，但确定是腹股沟斜疝还是直疝，有时并不容易。近年有采用疝造影术进行诊断者，可提高术前的确诊率。

难复性斜疝在临床表现方面除胀痛稍重外，主要特点是疝块不能完全回纳。滑动性斜疝块除不能完全回纳外，尚有消化不良和便秘等症状。滑动性斜疝多见于右侧，左右发病率之比约为1∶6。滑动性斜疝虽不多见，但滑入疝囊的盲肠或乙状结肠可能在疝修补手术时被误认为是疝囊的一部分而被切开，应特别注意。

嵌顿性疝通常为斜疝，强力劳动或用力排便等引起腹内压骤增是其主要原因。嵌顿疝表现为疝块突然增大并伴有进行性加重的胀痛。平卧或用手推送不能使疝块回纳。肿块紧张发硬，且有明显触痛。嵌顿物如为肠袢，局部疼痛明显，可伴有腹部绞痛、恶心、呕吐，停止排便排气、腹胀等机械性肠梗阻的表现；如为大网膜，局部疼痛常较轻微。疝一旦嵌顿，自行回纳的概率较低，多数患者的症状逐步加重。如不及时处理，终将发展成为绞窄性疝。肠壁疝嵌顿时，由于局部肿块不明显，又不一定有肠梗阻表现，容易被忽略。绞窄性疝的临床症状多较严重。但在肠袢坏死穿孔时，疼痛可因疝块压力骤降而暂时有所缓解。因此，疼痛减轻而肿块仍在者，不可认为是病情好转。绞窄时间较长者，由于疝内容物发生感染，侵及周围组织，会引起疝外被盖组织的急性炎症，严重者可发生脓毒症。腹股沟直疝的主要临床表现是当患者直立时，在腹股沟内侧端，耻骨结节外上方出现一半球形肿物，并不伴有疼痛或其他症状。直疝囊颈宽大，疝内容物又直接从后向前顶出，故平卧后疝块多能自行缓解，不需用手推送复位。直疝通常不坠入阴囊，极少发生嵌顿。疝内容物常为小肠或大网膜。膀胱有时可进入疝囊，成为滑动性直疝。此时膀胱成为疝囊的一部分，手术时应予以注意。

四、讨论分析

腹股沟疝是临床的多发病，在临床具有较高的发生率，老年男性是该病的高发群体。腹股沟疝患者以腹股沟区肿块、坠胀等为常见症状，对其日常生活造成较多影响，故需行积极的治疗。手术为临床治疗此类患者的重要手段，以腹股沟疝无张力修补术较为常见，此手术可有效去除多余疝囊组织，减轻患者症状，具有操作便捷、创伤小等优势，现已在临床大范围使用。

因腹股沟疝患者大部分为老年、低龄患者，老年患者常合并较多的基础疾病，且老年、低龄人群的心肺功能较差，由此对麻醉提出了更高需求。硬膜外麻醉、局麻为腹股沟疝无张力修补术中常用的麻醉方案，但临床关于两种麻醉方案的选用尚未形成统一标准，故还需进一步的探究。

病例 ⑭ 腹壁嵌顿疝

一、病例简介

患者，女，67岁。入院时间：2022年7月9日。

主诉：腹痛、腹胀伴停止排气排便2d入院。

现病史：患者在2d之前没有任何的原因，突然发生了腹部的绞痛，肚脐周围有剧烈的疼痛，伴有恶心呕吐，呕吐后症状并没有缓解，同时未出现造瘘口的排气和排便，也没有发烧和盗汗的表现，在当地医院进行了静脉注射，但是疗效并不理想，并且开始出现腹痛和呕吐的情况，于是来到医院做了一个俯卧位的检查，发现是小肠阻塞，患者腹部呈现一个巨大肿瘤。

既往史：该患者10年前在医院接受了直肠癌根治及乙状结肠造口手术，治疗效果良好。2型糖尿病已有20年历史，睡眠时口服10U甘精胰岛素，空腹葡萄糖7.5mmol/L。高血压30年，最高190/100mmHg，口服"吲达帕胺片2片/天，替米沙坦片1片/天"，血压控制于130/80mmHg左右。

个人史：生长于原籍，生活习惯良好，否认外地久居史，否认疫区、疫情、疫水接触史，否认牧区、矿山、高氟区、低碘区居住史，否认化学性物质、粉尘、放射性物质、有毒物质接触史，否认吸毒史，否认吸烟史、饮酒史，否认药物成瘾史，否认冶游史。

家族史：家族中无类似患者。否认遗传病史。

检查：腹部略膨隆，无胃肠道类型，无蠕动波动，全腹肌肉稍紧张，有触痛，有反跳痛，无Murphy's征，无肿块，有活动的肠鸣音。

辅助检查：胸部X射线胸片及腹部立卧位示：右侧多发性肋骨骨折并伴有梗阻性胆囊结石？腹腔CT表现为：①手术后，结肠的吻合处有明显的增厚，与相邻的子宫边界模糊；②左侧右下腹部造口手术后的变化；③腹部肠道局部有液体增厚，伴有气体和液体，可能是肠阻塞；④胆囊结石；⑤副脾；⑥右侧肾脏呈混合性高密度病灶，需与其临床表现相联系，做强化检查；⑦腹部有少许液体渗出；⑧患者左侧耻骨联合部位有明显的软组织损害，应警惕肿瘤的发生。

> **诊断**　①腹壁嵌顿疝；②急性肠梗阻；③急性弥漫性腹膜炎。

二、诊疗经过

手术顺利完成，术后放置导尿管，并进行常规的铺巾及消毒。采用右侧面中央的原有切口，15cm左右，依次切开皮肤、皮下组织及腹直肌，分离腹直肌，切开腹腔，进入腹部，检查腹部有少许淡黄的腹腔积液，抽干后，可见一些肠系膜与5-FU的黏合，造成腹壁疝气，到了距离Treitz韧带10cm的近端，有大量的液体渗出，但远端未明显异常。小心地将粘连索带与松解，使近端空肠有较大的液体渗出，空肠减压，对减压口进行了连续的切口修补，然后将浆膜包裹起来，最后将小肠系膜缝好，没有出现内疝，再次检查结肠和盆腔，检查结果均无异常。检查腹部后发现有疝气，并将其以不连续的方式闭合。检查有没有出血，放置引流管，检查所用工具，然后关闭腹腔，开始腹腔减压。

三、知识拓展

腹壁疝（abdominalhernia）是指腹部内容物通过腹壁缺损或薄弱部位向外疝出。这种疾病的病因是先天性发育缺陷或后天损伤。

患者可能有局部疼痛、恶心、呕吐等症状，部分患者可能无明显症状。这种疾病主要通过手术治疗。主要表现为疝块突然增大，并且伴有明显的疼痛。如果患者平卧或者用手推送，不能使疝块回纳，脱出的疝块紧张发硬，触之伴有明显的疼痛。如果疝内容物为大网膜，局部疼痛相对比较轻微；如果是肠道出现了嵌顿，局部疼痛比较剧烈，有时还会伴有腹部绞痛、恶心呕吐，甚至还会出现停止排便排气等机械性肠梗阻的表现。

腹壁疝一旦出现嵌顿，临床症状比较明显，应当积极地还纳，并且判断疝内容物是否出现坏死，如果出现坏死，还应当行疝内容物切除。腹壁疝应根据患者的情况进行治疗。有些患者可能不需要特殊治疗。症状明显的患者可选择手术治疗。如果患者被勒死，可能需要紧急手术治疗。

在恢复期，患者应该注意休息，保证充足的睡眠，减少身体消耗，促进身体恢复。适当运动，避免3个月内的繁重体力劳动，如提重物、负重等。避免剧烈运动，如跑步、打球、游泳等。注意保暖，避免感冒和咳嗽。保持大便通畅，积极治疗便秘。患者应多吃高蛋白、高营养、高维生素和富含粗纤维的食物，多吃新鲜蔬菜和水果。

四、讨论分析

腹壁嵌顿疝是临床常见急腹症，是指腹内压突然升高时疝内容物嵌顿不能完全还纳腹腔，往往表现为局部症状（如疼痛）、机械性肠梗阻、伴或不伴有绞窄。腹股沟疝中5%～15%的患者可能发生嵌顿，其中15%～21%可能发展为肠坏死，需行小肠的还纳与切除。嵌顿时间不超过4h且未发生肠管绞窄的情况下可手法复位治疗，Kohga等指出，复位后择期手术患者的出院时间、并发症少于急诊手术患者。手法复位后需留诊观察4～6h，禁饮食，重点关注患者生命体征及腹部情况，复位成功可择期进行手术治疗；如病情加重出现腹痛加剧、腹膜炎刺激征等情况，应立即剖腹探查。但无明确的标准可判断是否发生肠管绞窄，因此急诊手术仍是主要的治疗手段。全身麻醉后部分嵌顿疝可回纳腹腔，相较开放手术，腹腔镜下疝修补术有效避免了坏死肠管等组织遗留腹腔的风险，全麻后腹腔镜探查发现存在缺血或坏死。腔镜手术具有创伤小、康复快、疼痛轻等优势，近年随着腹腔镜技术的普及，腔镜手术已逐渐应用于嵌顿疝的治疗，腹腔镜探查联合疝修补术可减轻术后疼痛，缩短住院周期；近年研究表明，腹膜前疝修补术与完全腹膜外修补术治疗嵌顿疝均具有较好的临床疗效。但腹腔镜手术治疗腹股沟嵌顿疝的困难在于疝内容物的还纳，牵拉过程中容易损伤嵌顿组织。

在嵌顿疝的治疗中，如疝内容物为脂肪时，手术目的主要是缓解疼痛；疝内容物为肠等器官时，关键先判断疝内容生命力、是否需要行肠切除，难点在于疝内容物的处理、还纳等，手术存在诸多不确定因素。

随着外科技术的发展，嵌顿疝的治疗已发展出多种术式，如开放无张力修补术、疝囊高位结扎术、腹腔镜手术、开放与腹腔镜杂交技术等；单纯传统开放手术由于暴露较差，疝内容物在麻醉下自行还纳后不容易发现，易出现漏诊、误诊，效果不佳。随着腹腔镜技术的成熟，腹腔镜手术已逐渐用于嵌顿疝的治疗。腔镜手术具有以下优势：①镜下可充分观察肠管活力，若肠管坏死，镜下可行肠管切除，利于二期手术；若嵌顿肠管活力尚未恢复无法判断能否切除，可先行疝修补，以提供肠管恢复活力的时间，然后决定是否行肠管切除；②利于观察盆腔污染及渗出情况，大量温热盐水反复冲洗腹腔，可减少术后感染；③经腹膜前腹股沟疝修补术在腹膜外间隙操作，可减少对腹腔的干扰，有效避免暴力操作，减少组织损伤；避免损伤神经，降低术后疼痛，缩短切口暴露时间，防止细菌感染，避免切口、补片感染相关并发症的发生；④腔镜直视下补片可充分覆盖，可有效减少补片放置不当引起的复发；⑤术中可发现隐匿疝，同期修补，避免二次住院、增加经济负担。其次，麻醉一般采用全麻，全麻后建立气腹，肌肉松弛、疝环扩张，部分嵌顿疝可自行还纳腹腔。

关于嵌顿疝的治疗，是否需要放置补片一直存有争议。我国2018年《成人腹股沟疝诊治指南》指出，修补材料的植入须严格执行无菌原则，对于有细菌污染的手术不推荐使用不可吸收材料进行修补。2013年欧洲内镜外科协会制定的《腔镜腹股沟疝手术共识》提出，腹股沟嵌顿疝可采用腹腔镜手术治疗，即使须行肠管切除也可使用补片修补，污染较重时需慎重考虑。随着外科手术技术的发展及补片材料的改良，越来越多的研究表明，腹股沟嵌顿疝嵌顿肠管未坏死情况下置入补片是安全、可行的，不会增加感染率。据报道，嵌顿疝行无张力修补不是绝对禁忌证，腹膜前无张力修补术在术后感染、主要并发症发生率等方面与传统手术相比差异无统计学意义，在手术时间、住院时间、肠切除方面差异有统计学意义。补片多采用合成的不可吸收聚丙烯材料，生物补片与合成材料在术后复发方面差异无统计学意义，且可降低术后疼痛并能在创面污染或可疑污染的情况下使用，但价格较高，限制了其使用。

病例 ⑮　结肠癌

一、病例简介

患者，女，70岁。入院时间：2024年2月2日。

主诉：腹部疼痛不适1d。

现病史：患者1d前出现腹部阵发性疼痛不适，腹胀，恶心，未呕吐，肛门停止排气排便，无腰背部疼痛，无腹泻，无脓血便，无血尿，无寒战高热，无胸闷，无头痛头晕，无呼吸困难，在外未行特殊治疗，今来医院就诊，门诊以"肠梗阻"收入院。自患病以来，患者神志清，精神差，饮食睡眠不佳，体重无明显改变。

既往史：平素身体一般。往有左侧股骨头手术病史，高血压史，否认肝炎、结核等传染病病史。否认糖尿病、心脏病、脑血管病史，否认重大外伤史，否认输血史，否认食物、药物过敏史，预防接种史随当地。

个人史：生长于原籍，生活习惯良好，否认外地久居史，否认疫区、疫情、疫水接触史，否认牧区、矿山、高氟区、低碘区居住史，否认化学性物质、粉尘、放射性物质、有毒物质接触史，否认吸毒史，否认吸烟史、饮酒史，否认药物成瘾史，否认冶游史。

家族史：家族中无类似患者。否认遗传病史。

检查：腹部平坦，腹部柔软，下腹部压痛，无反跳痛，腹部无肿块。肝、脾肋下未触及，麦氏点无压痛，双肾区无叩击痛，肠鸣音活跃。颅脑＋胸＋全腹部＋盆腔强化CT：双肺上叶结节，建议随诊复查。右肺中叶及下叶局部支气管扩张。右肺上叶钙化灶；冠状动脉管壁钙化。考虑横结肠占位，建议肠镜检查；阑尾稍粗，请结合临床。肝脏钙化灶；双肾囊肿；十二指肠憩室；胆囊结石伴胆囊炎。左附件区囊性肿物。盆腔少量积液。

| 诊断 | ①结肠恶性肿瘤；②结肠溃疡型中分化腺癌伴腹腔淋巴结转移（$T_3N_1K_0$）；③结肠梗阻；④高血压（1级，低危）；⑤左附件区囊性占位；⑥贫血；⑦盆腔少量积液；⑧胆囊结石伴胆囊炎。 |

二、诊疗经过

麻醉成功后，患者取仰卧分腿位，常规消毒铺巾，取腹壁脐下4cm切口，置入Trocar，建立CO_2气腹，腹内压13mmHg，置入光镜探查：腹盆腔无腹腔积液，腹膜及大网膜未见明显转移结节，肝脏、胆囊、胃十二指肠、空回肠未见明显异常，提起横结肠腹主动脉旁、肠系膜上动脉根部未见明显肿大淋巴结。于左、右锁骨中线约肋缘下3cm处置入12mm、5mm操作孔，麦氏点及反麦氏点置入5mm Trocar。将大网膜及横结肠推向头侧，小肠推向左下腹部，显露结肠全貌，见横结肠近肝区质硬肿物，侵犯浆膜层，与周围粘连严重，活动度可，术中诊断：横结肠恶性肿瘤。拟腹腔镜辅助下结肠癌根治术+肠粘连松解术。

首先分离粘连，确定右侧输尿管位置，向右下方牵拉回盲部肠系膜，显露连接回盲部与十二指肠水平部下缘的隆起即回结肠动静脉的血管投影，沿该投影下方与肠系膜上静脉之间的三角凹陷区解剖，自远端向近端打开右结肠系膜进入右侧Toldts筋膜间隙。骨骼化回结肠动、静脉，清扫根部周边的淋巴结及脂肪组织，结扎后离断。

于右侧Toldts筋膜间隙内继续向头侧分离，内侧至肠系膜上静脉右侧，外侧至升结肠及肝曲后方。向上逐渐暴露十二指肠降段、胰腺钩突及胰头。沿肠系膜上静脉向右侧追踪定位右结肠动、静脉，清扫周边淋巴结及脂肪组织，于其根部结扎后离断。继续沿肠系膜上动静脉解剖，显露结肠中动静脉及左右分支，清扫根部淋巴结并结扎离断右支。顺势沿胰腺表面向两侧及头侧分离切开横结肠系膜进入小网膜囊，暴露胃后壁。

以回盲部为标志，寻找小肠系膜根部在右髂窝内附着处，于菲薄处切开小肠系膜，与前部右结肠后间隙相贯通。由回盲部切开升结肠系膜与侧腹膜的黄白交界线直至肝曲，同时紧贴升结肠及其系膜向内侧及头侧分离与右结肠后间隙相通。

将大网膜向下牵拉，于胃结肠韧带中部最为薄弱处切开进入小网膜囊，向右侧继续切断胃结肠韧带，沿胃系膜与肠系膜之间的融合间隙将二者分开，注意保护胃网膜右血管。于横结肠系膜中段剪开并与前部右结肠间隙相通，继续向右侧延长直至离断肝结肠韧带与外侧切口会师。

探查右半结肠可无张力提出，取右腹部切口长约8cm，切口保护下提出回盲部及升结肠、横结肠右半部分。直视下选定距末端回肠的10cm，横结肠中部为吻合处。清理选定切除线周边肠系膜脂肪组织，肠钳钳夹两切除线两端后离断，用碘附消毒断端及10cm左右肠腔。判定肠系膜方向，应用腔镜用直线切割吻合器行小肠及横结肠吻合，应用腔镜用直线切割吻合器（钉仓3枚）吻合关闭共同开口将横结肠肿瘤、升结肠、回盲部及部分小肠切除，移除标本。探查见吻合口通畅、无狭窄、无出血，3-0可吸收线行吻合口及残端浆肌层包埋。

无菌生理盐水冲洗，经右腹戳孔处留置22号引流管于肝下，经左下腹线孔处留置22号引流管于吻合口下方。查无活动性出血，清点纱布器械无误，解除气腹，缝合切口、戳孔，术毕。

术中出血50mL，输血红细胞15U，血浆200mL，输液适量，手术顺利，麻醉效果满意，标本示家属后送检，患者术后清醒，术后安返病房。

三、知识拓展

结肠从盲肠开始至乙状结肠末端，在这一范围内的肿瘤，统称结肠癌。通常包括盲肠癌、右半结肠癌、横结肠癌、左半结肠癌、乙状结肠癌。结肠癌是消化道中常见的恶性肿瘤。结肠的部位不同，其解剖生理特性也有所不同。

结肠癌主要有下列几组症状：①排便习惯与粪便形状的改变：这常为最早出现的症状。血便：结肠癌血便主要是由于炎症、血运障碍与机械刺激等因素引起，导致癌灶表面黏膜发生糜烂、溃破，甚至癌灶本身破裂出血。几乎所有患者均主诉血便。在癌肿局部出血的早期，出血量较少，肉眼不易发现，仅大便隐血试验为阳性。出血量大时，血便则肉眼可见。直肠肛管癌出血属下消化道出血，血便呈暗红色或鲜红色；位于右半结肠或更靠近回盲部的癌灶，出血在肠腔内停留时间较长，也可排出黑便或柏油便，常被患者忽视，因时间较长，故表现出慢性贫血状态，全身乏力与消瘦。出血量的多少与癌肿大小不成正比，血便亦非癌肿所特有，应与许多疾病鉴别，如肠结核、克罗恩病、溃疡性结肠炎、痔疮、肛瘘等；黏液血便或脓血便：由于大肠肛管癌所处的特殊部位与环境恶化，几乎所有患者粪便中都混有脓液与黏液，形成黏液血便与脓血便。尤其绒毛状腺癌分泌大量黏液，有明显的黏液便。溃疡型大肠癌由于溃疡常伴有继发感染，故常出现脓血便或黏液便。右半结肠癌所分泌的黏液，由于肠蠕动细弱而频繁，使黏液与糊状粪便均匀混合，肉眼难以发现；而左半结肠癌粪便基本成形，黏液与粪便不相混合，易被发现；排便习惯改变：结肠癌患者往往改变了既往的排便习惯，表现出便秘、便稀、排便次数较多，以及里急后重感。排便习惯的改变主要是由于癌肿本身对肠道的刺激，以及癌肿继发感染，局部渗出或黏液的分泌增多，而引起肠道功能紊乱。临床上主要表现出便稀或便秘，有时便稀与便秘交替出现。一般是便稀出现在前，便秘出现在后，因便秘大多是急性或慢性肠梗阻引起的较晚期表现。上述表现以左半结肠以下部位肿瘤患者居多，越靠近大肠远端的症状越明显，尤其是便稀与大便次数增多，有时一天可达数十次并伴有里急后重与排便不尽的感觉；②腹痛：腹痛是早期症状之一，发生率为60%~81%。常为定位不确切的持续性隐痛，或仅为腹部不适或腹胀感。出现肠梗阻时，腹痛加重或为阵发性绞痛。腹痛主要是由于癌灶局部侵犯，尤其达黏膜下层及肌层时，疼痛的程度与频率随癌灶侵犯范围的扩大而加深；腹痛可因癌灶刺激肠道而引起；癌肿透过肠壁引起周围炎症，以及与腹膜或周围脏器粘连造成牵引痛；癌肿引起肠梗阻时发生阵发性腹痛；癌肿引起肠穿孔时发生急性腹膜炎而出现腹膜刺激征；③腹部肿块：腹部肿块多为癌肿本身，有时可能为梗阻近侧肠腔内的积粪。肿块大多坚硬，呈结节状。如为横结肠和乙状结肠癌，可有一定活动度。而癌灶在升结肠、结肠肝曲或脾曲时，则肿块的活动度较小。癌肿穿透并发感染时，肿块固定且有明显压痛。腹部包块是结肠癌的主要表现之一，其发生率在右半结肠癌中占就诊患者的79%，在左半结肠癌中占就诊患者的20%～40%；④肠梗阻症状：肠梗阻症状一般属结肠癌的晚期症状，多表现为慢性低位不完全性肠梗阻，主要症状是腹胀和便秘、腹部胀痛或阵发性绞痛。当发生完全梗阻时，症状加剧。左侧结肠癌发生的概率较右侧结肠癌高，甚至有时以急性完全性肠梗阻为首先出现的症状。因此，当患者尤其是老年人出现阵发性腹痛、腹胀、排便排气停止、呕吐、肠鸣音亢进等下消化道梗阻的临床表现时，应考虑结肠癌的可能性；⑤急性弥漫性腹膜炎：一般属于结肠癌的晚期并发症，结肠癌并发肠穿孔而致急性弥漫性腹膜炎者占结肠癌患者的6%左右。在肠穿孔发生前常伴有不同程度的低位肠梗阻，在此基础上患者突然出现腹部剧痛、发热、腹部压痛与反跳痛等腹膜刺激征，并发全身中毒症状者，应考虑结肠癌并发急性肠穿孔的可能；⑥全身症状：由于慢性失血、癌肿溃烂、感染、毒素吸收等，患者可出现贫血、消瘦、乏力、低热等恶病质症状；⑦其他症状：病情晚期可出现肝大、黄疸、水肿、腹水、直肠前陷窝肿块、锁骨上淋巴结肿大及恶病质等。由于癌肿的病理类型和部位不同，临床表现也有区别。一般右侧结肠癌以全身症状、贫血、腹部肿块为主要表现，左侧结肠癌则以肠梗阻、便秘、腹泻、便血等症状为显著特征。

四、讨论分析

结肠癌作为消化道恶性肿瘤疾病一种，于老年人群多发，其主要于患者直肠部位以及乙状结肠同直肠交界位置出现。结肠癌会对患者造成较大危害，使其消化系统功能受到严重损害，难以正常进食，使身体健康受到严重影响。若未及时治疗，会危及生命安全。针对结肠癌患者的治疗，手术疗法获得广泛运用，将病变部位切除，从而对肿瘤细胞扩散加以遏制，将疾病危害减少。但常规结肠癌根治术实施难以获得理想效果，并且术后系列并发症发生率较高，给老年患者身心健康造成显著影响。在针对患者进行手术治疗时，为保障结肠癌患者的临床疗效，研究人员需要再进行手术方案的选择，尽可能减少患者的手术出血量，使患者的治疗安全性得到提升，进而保障患者的康复。

近年来，伴随人们饮食的多样化以及复杂化增加，使消化系统受到刺激的机会显著增加，从而导致诸多消化系统疾病。对于老年人而言，其胃肠道功能相对较弱，从而患有消化道疾病概率较高。结肠癌作为消化道疾病中的一种，占有较高比例。作为恶性肿瘤疾病中的一种，其可对患者消化道造成严重损害，使患者呈现便血、腹痛等系列严重症状，使生命安全受到严重威胁。传统手术治疗虽能使患者病情改善，但对其造成手术创伤较大，对术后康复会产生严重影响，从而临床应用受到限制。在医疗技术水平获得快速提高的情形下，针对老年人结肠癌的治疗，完整结肠系膜切除术获得广泛运用，并且发挥作用显著。此种手术实施，可将融合平面实施钝性分离，从而将系膜完整切除，并且可将淋巴结彻底清除，针对周围血管组织不会产生任何损害。老年人因为呈现出较弱身体机能，并且诸多伴有高血压等系列常见病。如采用结肠癌根治术展开治疗，会对其身心造成严重创伤以及损害，表现出系列并发症，使生活质量降低。而完整结肠系膜切除术可以充分避免上述缺点。有效应用完整结肠系膜切除术，可获得理想效果，同传统根治术比较，其呈现出的手术治疗优势明显。治疗期间，针对融合平面可实施钝性分离，在切除期间可将肿瘤附近血管损伤充分避免，从而防止疾病复发，吻合口瘘、出血、残端肿瘤残余等系列并发症发生率显著降低。对患者疾病恢复发挥明显促进作用，将整体治疗安全性显著提高，充分证明采用完整结肠系膜切除术对老年结肠癌患者进行手术治疗的可行性。

综上所述，临床针对老年结肠癌患者实施完整结肠系膜切除术治疗，可将患者治疗效果显著提升，并减少吻合口瘘、出血、残端肿瘤残余等系列并发症发生率，可促进老年结肠癌患者总体预后水平提升。

病例⑯　肛周脓肿

一、病例简介

患者，男，50岁。入院时间：2023年10月9日。

主诉：肛旁肿痛不适5d。

现病史：患者自诉5d前无明显诱因感肛旁左前侧肿痛不适，未做特殊处理，局部灼热、疼痛不适，无发热、畏寒，大便约3～5次/日，质偏稀，时有便血，无肛门肿物脱出，遂于今日来院求治，门诊检查后拟"①肛周脓肿；②混合痔"收住入院。入院时症见：患者神清，精神可，肛旁左前侧肿痛不适，局部皮肤红肿，肤温稍高，深压痛明显，大便时有出血，无明显肛门异物脱出，无恶寒、发热，无腹痛、腹泻，大便约3～5次/日，质偏稀，无脓血黏液附着，小便自调，纳寐可。无反复口腔溃疡史及关节疼痛，近期无体重下降。

既往史：无高血压、糖尿病等慢性病史，无疫水疫区接触史，无药物成瘾及吸毒史，

个人史：吸烟二十余年，无饮酒嗜好。

家族史：家族中无类似患者。否认遗传病史。

检查：体温36.5℃，脉搏76次/分，呼吸19次/分，血压141/84mmHg。肛门居中，肛缘3、7、11点位见赘皮增生延长，肛旁1～2点位距缘1cm处见一约2cm×3cm×2cm大小包块，表面皮肤无破溃。指诊：肛门括约肌功能无异常，齿线上可触及光滑柔软包块，12点位齿线处可及硬结，肛内未触及硬块。镜检：齿线上黏膜色红，3、7、11点位齿线上可见黏膜隆起，充血。ABO正反血型鉴定：血型O型，Rh（D）阳性（+），不规则抗体阴性（-）。凝血五项：纤维蛋白原4.61g/L。肝肾功能、葡萄糖测定：葡萄糖6.34mmol/L（随机），间接胆红素20.3μmol/L，总

胆红素25.4μmol/L。血细胞分析：中性粒细胞百分比84.2%，中性粒细胞绝对值7.33×10⁹/L。传染病八项未见异常。胸片：两肺、心隔未见异常。心电图：正常心电图。彩超：肝内稍高回声团，考虑肝血管瘤，胆囊小息肉，胆囊胆固醇息肉。内窥镜（无痛电子肠镜）：结肠息肉（已钳除），结肠炎。

> 诊断　①肛周脓肿；②胆囊息肉；③高胆红素血症；④混合痔；⑤结肠息肉；⑥结肠炎。

二、诊疗经过

（1）局麻下行"肛周脓肿一次性根治术+混合痔外剥内扎术+肛周脓腔搔刮术+肛周药物封闭术"手术。

（2）术后予抗感染、镇痛、止血、镇静、换药及红外线治疗等对症治疗，排便后予中药熏洗。

三、知识拓展

肛门直肠周围脓肿（anorectal abscess），简称肛周脓肿，是肛门直肠周围软组织急性化脓性感染的结果。绝大部分肛周脓肿源于肛腺的感染，也有极小部分由其他因素导致。

肛周脓肿在任何年龄均可发病，但多见于20～50岁中青年，男性多于女性，婴幼儿也可发病。肛周脓肿发病多较突然、进展快，可引起患者肛周局部剧烈疼痛，重者还可出现发热等全身症状，脓肿破溃脓出后可形成肛瘘。临床多将其作为一种急症处理，因及时积极的治疗不但能减轻患者痛苦，还可避免病情加重和复杂化。

常见症状包括发热、肛周胀痛、里急后重感，并伴有异味。流行病学研究显示，近年来肛周脓肿的发病率进一步上升。虽然这是一种良性疾病，但其对患者的生活质量和身心健康有着重大影响。目前，外科手术是主要治疗手段，术后予以抗感染、坐浴、换药等综合治疗。

近90%的肛周脓肿是由肛腺感染所引发的，肛周脓肿的发病机制有多种理论学说，其中Jimenez提出了肛腺感染学说。致病菌首先侵入肛窦致其感染，感染沿着肛管传播到肛周组织和周围空间。国外有研究证明，肥胖、吸烟、糖尿病等均会增加罹患肛周脓肿的风险。

四、讨论分析

肛周脓肿是一种常见肛周急症，患者肛管周围组织或者间隙内出现急性化脓感染问题，随着时间推移形成脓肿，并伴有自行破溃风险，多发于肛管和直肠部位，破溃后会形成肛瘘，严重时影响患者日常排便，不利于患者健康状况，同时影响患者日常生活，给其带来巨大身心压力。因此针对肛周脓肿患者，临床应给予及时有效的治疗干预，通常采取手术治疗方式，治疗效果确切，临床上多采取分期手术治疗方案，先进行切开引流，随后择期进行肛瘘手术，可缓解患者症状，但是手术周期较长，患者承受较多痛苦，产生的治疗费用高，进一步增加患者负担。因此现阶段临床重视探究一次性根治术的应用情况，结合肛周脓肿手术患者具体状况，调整手术方案，采取一次性根治术治疗。具体治疗中可有效排除脓肿，同时注重找寻内口，通常患者内口在肛门隐窝处，在肛门触诊时，能够触及凹陷或者挤压后出现脓液溢出情况，在手术操作过程中要重视内口的确定，在此基础上开展手术治疗。同时为了达到更好的引流效果，临床需要将手术切口设置长于脓肿直径，向肛管内延伸，同时对于需要切开挂线的患者，挂线过程中务必保持胶皮套松紧适度，对于无明显浸润情况，脓肿线适宜紧一些，对于浸润明显情况，胶线放松，具体程度以12～15d脱线为宜。为了确保一次性肛周脓肿根治术治疗效果，术中引流应彻底，保证脓腔切开彻底，且维持引流顺畅，同时术后严格进行抗感染处理，预防感染和复发问题。此外患者预后恢复情况还需合理规范患者自身行为，术后适当指导患者进行坐浴，并保持创面干燥卫生，密切监测术后患者状态变化情况，做好指导工作。

肛周脓肿临床发病率较高，且目前我国患病人数呈现增长趋势，主要与患者饮食结构、生活行为方式变化、感染等有关，同时我国现阶段伏案工作人员数量多，且人们在日常生活中运动量不足，均增加了肛周脓肿患病风险。通常情况下，肛周脓肿由急性感染直接导致，患者发病后肛周出现明显脓肿情况，伴有疼痛难忍、肿胀等问题，影响患者日常生活，增加患者机体不适感，甚至会引发多种负性情绪，导致患者生活质量降低，因此临床重视开展及时有效的治疗工作。

病例 ⑰　肛瘘

一、病例简介

患者，女，54岁。入院时间：2023年12月26日。

主诉：肛旁肿痛溃脓、反复不愈2个月。

现病史：患者于2月前感肛旁左前肿胀疼痛明显，灼热，坐立不安，自行破溃后流出脓血性黏稠分泌物，感肿痛消退，大便正常，1~2次/日，质软成形，时有便血，破溃外口溃脓、渗液、反复不愈，无发热、畏寒，为求进一步治疗，遂来医院就诊，检查后拟以"①肛瘘；②混合痔"收住入院。入院时症见：患者神清，精神可，肛旁左侧肿痛不适，周围皮肤肿胀，并可触及一条索状物通入肛内，压痛明显，并见脓血性黏稠分泌物自外口溢出，大便时肛门异物脱出可自行还纳，无腹痛，大便正常，1~2次/日，质软成形，大便形状及习惯无改变，小便自调，饮食、睡眠可。无反复口腔溃疡及关节疼痛，近期无体重下降。

既往史：2年前行"乳腺癌切除术"，术后化疗满疗程，否认高血压、糖尿病病史，否认脑、心、肝、肺、肾等重大脏器疾病史，否认肝炎、结核等传染病史，否认重大外伤史，否认其他手术史，否认输血史，否认药物、食物过敏史，预防接种史不详

个人史：生长于原籍，生活习惯良好，否认外地久居史，否认疫区、疫情、疫水接触史，否认牧区、矿山、高氟区、低碘区居住史，否认化学性物质、粉尘、放射性物质、有毒物质接触史，否认吸毒史，否认吸烟史、饮酒史，否认药物成瘾史，否认冶游史。

家族史：家族中无类似患者。否认遗传病史。

检查：体温36.3℃，脉搏71次/分，呼吸19次/分，血压95/73mmHg。肛门居

中，肛周2、5点位可见肛周皮肤肿胀，距肛缘2cm处可见一破溃外口，可触及一条索状物通入肛内，压痛明显，并见血性黏稠分泌物自外口溢出，指诊：肛门括约肌功能无异常，3点位肛窦上约1cm处可触及硬结，肛门未触及硬块及其他肿物；镜检：齿线上黏膜色红，齿线上下可见黏膜皮肤隆起，连成一体，充血。生化全套：总胆固醇5.72mmol/L，低密度胆固醇3.65mmol/L。ABO正反血型鉴定：Rh（D）阳性（+），不规则抗体阴性（-），血型B型。凝血五项、传染病八项、血细胞分析、肿瘤四项未见明显异常。心电图：正常心电图。增强扫描：肛门2、6点位肛门外括约肌信号欠佳及左侧皮下软组织内异常改变，符合肛瘘形成MR平扫+增强征象。胸片：两肺、心膈未见异常。无痛电子肠：结肠炎、肛瘘。彩色多普勒：双肾钙盐结晶。甲状腺彩超：甲状腺右叶囊性结节（TI-RADS 2类）。

> **诊断** ①肛瘘；②肛周脓肿；③混合痔；④乳腺恶性肿瘤术后高胆固醇血症；⑤结肠炎；⑥甲状腺结节。

二、诊疗经过

患者肛管约3、6点位高位肌间感染型肛瘘，予腰麻下行"肛瘘切开术+肛周脓肿一次性根治术+混合痔外剥内扎术+肛周脓腔搔刮术+肛周药物封闭术"手术治疗；术后予抗感染、镇痛、止血、镇静、换药及红外线治疗等对症治疗，排便后予中药熏洗。

三、知识拓展

肛瘘（anal fistula）又名肛漏，系肛痈成脓自溃或切开后所遗留的腔道，亦称痔漏、痔疮。一般由原发性内口、瘘管和继发性外口三部分组成，亦有仅具内口或外口者。内口为原发性，绝大多数在肛管齿状线处的肛窦内；外口是继发的，在肛门周围皮肤上，常不止一个。

肛瘘发生率的统计，反映了报道者所在医学机构里的情况，结果往往带有片面性。此外，肛周脓肿继发产生的肛瘘，是不是应该统计到肛瘘的发生率里，目前，并没有一个明确的规定。在我国，肛瘘占肛肠发患者数的1.67%～3.6%，高发病人群常常为20～40岁的青壮年，男性多于女性，男女之比为（5～6）∶1。从疾病的过程来说肛瘘属于慢性感染，是一个潜在的感染病灶，因此当由于疲劳等因素引起身体抵抗力下降时可引起肛瘘的急性发作，此时局部疼痛明显加重，肛门周围可出现红肿等急性炎症的表现，并可出现新的脓腔，当脓肿溃破或切开引流后，局部症状减轻，如果不及时治疗，这种情况会反复发作，这也是肛瘘发病的一个特点。

肛瘘是肛门直肠管和肛周皮肤之间的异常连通。它是肛周脓肿疾病发展自然史的一部分。主要特征如下：①肛门直肠管内口的存在位置；②肛门/肛周皮肤处存在外口；③存在不同长度、不同方向的瘘管。影响肛门直肠括约肌：肛门内括约肌、肛门外括约肌、肛提肌、耻骨直肠肌。不排除继发瘘管及与瘘管相连的脓腔。

肛管是直肠末端，位于直肠和肛缘之间。肛门括约肌复合体由两层肌层组成：内层为肛门内括约肌，外层为肛门外括约肌。内层由不随意平滑肌组成，与直肠下端的圆形平滑肌相连，当肛管处于静息状态时，其发挥85%的作用。外括约肌是横纹肌，只能帮助维持15%的肌群处于静息状态。它在实现强烈的随意收缩时，会导致外括约肌破坏。这会增加大便失禁的风险。外括约肌分为三部分：深层、浅层、皮下。内外括约肌以括约肌间间隙（又称括约肌间平面）为界，由抑制层、结缔组织和纵肌组成。

肛管内部解剖结构以齿状线和梳状线分为外胚层和内胚层，是划分血管、淋巴引流、神经结构和上皮的重要参考点。在这个位置，肛门腺主要分布在沿肛管壁的括约肌间隙之间，并流入Morgagni隐窝。如果这些引流管被阻塞，括约肌的肛门腺可能会穿过内括约肌进入括约肌间隙，或者可能穿过内、外括约肌进入坐骨直肠窝，在相应位置形成侧通道或脓肿。该理论最著名的是创建肛周瘘管的病理学理论，被称为"隐窝腺假说"。术后肛瘘的复发率为0%～26.5%，这可能是由于术前未能准确识别肛瘘的内口、原发瘘管和瘘管分支所致。

肛周脓肿肛瘘的主要病因主要来源于异物、辐射、感染或炎性肠病、上皮化、肿瘤及远端梗阻。异物主要来源于有意放置物，例如用于降低瘘管并使其更加局部化并有助于愈合的挂线。也可能来源于其他异物入侵。辐射主要与肿瘤一并出现。肛管内壁由远端的复层鳞状上皮组成，近端越过齿状线变为鳞柱状上皮。齿状线附近是Morgagni柱出现的地方，是柱状腺上皮的褶皱。感染为肛周脓肿及肛瘘的主要病因，例如盆腔感染、结核，以及性病（例如淋病、艾滋、梅毒等）。肛门腺阻塞使细菌增殖并最终形成直肠周围脓肿、肛门直肠脓肿或肛周脓肿。其中，炎性肠病是最常见的病因之一，炎性肠病是导致肛瘘反复发作的主要原因。

肛瘘第一个MRI分类是由Spencer等人修改的圣詹姆斯大学医院分类。

1级为单纯性线性括约肌间瘘：位于肛门内括约肌和肛门外括约肌之间，最常见；瘘管的外部开口位于肛门边缘附近，内部开口位于齿状线处。括约肌外区域，坐骨肛门窝或坐骨直肠窝未发现。

2级为括约肌间瘘伴脓肿或继发型：以外括约肌为界，可能存在额外的马蹄形轨道。

3级为经括约肌瘘：从齿状线开始，穿过内括约肌和外括约肌，并沿着坐骨直肠/坐骨肛门窝的括约肌外区域的瘘管，终止于远离肛门边缘的肛周皮肤外的外部开口。

4级为经括约肌瘘伴坐骨直肠窝脓肿继发：脓肿占据坐骨直肠窝和坐骨肛门窝，可能存在局部或全身脓毒症的临床症状。

5级为肛提肌上瘘和肛提肌瘘：较少见的肛瘘，前者由括约肌间脓肿扩张形成，向上至肛提肌上方、腹膜下方，脓肿滞留在腹膜外间隙，最后穿入肛提肌，沿着坐骨直肠和坐骨肛门窝的长括约肌外瘘管，终止于远离肛门边缘的会阴皮肤。后一种瘘称为肛提肌上瘘，起源于腹腔内/盆腔区域，由严重盆腔内脓毒症或脓肿引起，这种瘘不是隐腺病因。这两种实体在手术治疗中都存在严重困难。

在Parks分型中：Parks 1型为括约肌间瘘。Parks 2型为包含一段内、外肛门括约肌的经括约肌瘘。Parks 3型为括约肌上瘘和长瘘管，影响整个肛门括约肌系统。肛门内括约肌、括约肌间间隙、肛提肌、坐骨直肠和坐骨肛门窝。Parks 4型为一种长的括约肌外瘘，内部开口位于直肠而不是齿状线，穿过肛提肌上间隙、肛提肌、坐骨直肠窝和坐骨肛门窝，终止于臀部皮肤。

MRI成像和改良的Parks分类可以区分两组不同的瘘管：单纯性瘘管，通过手术和瘘管切开术治疗，是一种安全、简便的外科手术，术后效果良好，复发率极低。因此，在改良的Parks浅表瘘分类系统中，1型和2型被认为是简单型；那些经括约肌瘘（2型）应包含少于30%的肛门外括约肌，称为低位经括约肌瘘。所有其他瘘管的特点是复杂、复发指数较高，失禁的可能性也增加。

瘘管的准确临床分类决定了手术治疗的选择。肛瘘手术后愈合失败与多种因素有关，例如瘘管类型和高度、是否存在二次延伸、马蹄形瘘、克罗恩病和既往瘘管手术，多数瘘管复发出现在手术后几个月至一年内。文献中已经确定了许多有关复发的危险因素，这些因素可以分为术前、术中或术后因素。肛瘘的类型决定了手术干预的类型。大约四分之三的复发型肛瘘采用两期挂线和结扎括约肌间瘘，而原发性瘘管不到一半。在处理复发性肛瘘时往往更加谨慎，因此使用保留括约肌的手术方式，因为对复发性肛瘘二次干预更有可能与失禁有关。因此在为复杂性肛瘘患者选择手术方式时应当更加考虑保护括约肌的功能，为未发生且有可能发生的复发型肛瘘再次手术做准备。复发性肛瘘的愈合失败率明显高于原发性肛瘘。鉴于复发性肛瘘的性质更为复杂，涉及相当一部分的肛门外括约肌并且与二次延伸更多相关，因此较高的失败率是相当合理的。同样重要的是，绝大多数复发型肛瘘患者接受了括约肌保留手术，这与更高的持续性或复发风险相关。

肛瘘患者主要是20~40岁的成年人，男性发生率高于女性。除严重影响患者的生活质量外，经常复发肛瘘对于患有抑郁症或焦虑症的患者的心理状态也具有负面影响。通常，没有治疗干预就无法治愈肛瘘。手术疗法是治疗肛瘘的主要方法。最好的治疗标准是根除感染的病变，确保充分引流，促进肛管闭合，同时最大程度地减少对肛门括约肌的损害。内肛门括约肌（internalanalsphincter，IAS）和肛门外括约肌（external anal sphincter，EAS）的完整性是保持患者正常肛门功能的最重要保证。不同的治疗方式，术后治愈率、复发率、并发症率也不同。

四、讨论分析

肛瘘和混合痔是常见的肛肠科疾病，许多患者同时罹患这两种疾病。对于这类患者，传统的手术方法通常是单独进行肛瘘切除术或混合痔外剥内扎术，但疗效并不理想。近年来，肛瘘切开术联合混合痔外剥内扎术的综合治疗方案逐渐受到关注。

肛瘘是由于肛周皮肤与肛管之间形成一个异常的通道造成的，表现为肛周疼痛、红肿和肛周脓性分泌物。混合痔则是内痔和外痔同时存在，临床症状包括便血、肛门疼痛和痔核脱出。这两种疾病的并存增加了治疗难度，单一的手术方式往往难以达到理想效果。

联合手术方案的优势：肛瘘切开术通过切开瘘管，清除瘘管内的坏死组织和感染灶，从而促进瘘管愈合。混合痔外剥内扎术则是通过切除外痔部分，结扎内痔部分，以达到治疗目的。联合应用这两种手术方法，可以一次性解决患者的两种疾病，减少手术次数，缩短康复时间。

多项研究表明，肛瘘切开术联合混合痔外剥内扎术的治疗方案具有显著优势。例如，一项针对188例肛瘘伴混合痔患者的研究发现，采用联合手术方案的研究组治疗总有效率为91.5%，明显高于行单纯肛瘘切除术的对照组（77%）。此外，联合手术并未增加术后并发症的发生率表现出较高的安全性。

手术技巧与注意事项：在实施联合手术时，术前需进行充分的肠道准备和麻醉。手术过程中，首先进行肛瘘切开术，彻底清除瘘管内的坏死组织。随后进行混合痔外剥内扎术，注意保留足够的皮肤桥和黏膜桥，以防止肛门狭窄。术后护理同样重要，需要注意伤口清洁和抗感染治疗。

肛瘘切开术联合混合痔外剥内扎术是治疗肛瘘伴混合痔的有效方法，具有治愈率高、并发症少等优点。该手术方案值得在临床中推广应用。然而，手术技巧和术后护理对于手术成功至关重要，需要医生具备丰富的经验和高度的责任心。

病例 ⑱　混合痔

一、病例简介

患者，女，52岁。入院时间：2023年12月4日。

主诉：间歇性便血伴肛门异物脱出2年，加重3个月。

现病史：患者自诉缘于2年前无明显诱因下大便时见出血，色鲜红、便纸带血、间歇性，偶呈滴血状，伴肛门异物脱出部分可自行还纳，无肛门下坠异物感，肛门无肿痛、流脓。患者自行使用痔疮药槐角丸等（具体不详）效果不明显，上述症状反复发作，时感头晕乏力，时有自觉胸闷心慌不适，此次患者感上述症状明显加重3个月，出血量增加，肛门异物脱出部分可自行还纳，无肛门下坠异物感，无门下坠异物感，肛门无溃脓，大便成形，便质可，2次/日，无黏液脓血附着。现为进一步诊治，遂来院就诊，门诊检查后拟"混合痔"收住入院，入院时症见：患者神志清楚，精神可，大便时见出血，色鲜红、便纸带血、间歇性，偶呈滴血状，肛门异物脱出部分可自行还纳，无肛门下坠异物感，无肛门下坠异物感，肛门无流脓，无瘙痒，无恶寒发热、无头晕恶心不适，大便成形，便质可，2次/日，无黏液脓血附着，小便可，饮食可，睡眠尚可，近期无明显体重下降。

既往史：否认肝炎、结核等传染病史，否认糖尿病、高血压史，否认手术外伤史、否认输血史，否认食物药物过敏史。

个人史：生长于原籍，生活习惯良好，否认外地久居史，否认疫区、疫情、疫水接触史，否认牧区、矿山、高氟区、低碘区居住史，否认化学性物质、粉尘、放射性物质、有毒物质接触史，否认吸毒史，否认吸烟史、饮酒史，否认药物成瘾史，否认冶游史。

家族史：家族中无类似患者。否认遗传病史。

检查：体温36.1℃，脉搏85次/分，呼吸19次/分，血压131/65mmHg。肛门居中，局部皮肤无红肿，无深压痛，肛缘见1、3、5、7、10、11点位赘皮增生延长，10、11点位见痔核脱出。指诊：肛门括约肌功能无异常，齿线上可及柔软光滑包块，肛门未触及硬块及其他肿物；镜检：齿线上黏膜色红，1、3、5、7、10、11点位齿线上下可见黏膜隆起，充血，10、11点痔核见一出血点。2024年3月6日ABO正反血型鉴定：Rh（D）阳性（+），血型B型，不规则抗体阴性（−）；血细胞分析：红细胞数$3.21×10^{12}$/L，血红蛋白浓度70g/L，红细胞比容24.6%；肝肾功能、葡萄糖测定：葡萄糖6.55mmol/L（随机）；凝血五项、传染病八项未见明显异常。2024年3月7日内窥镜（无痛电子肠镜）：盲肠多发憩室直肠息肉（CFP术、待病理）。2024年3月7日复查血细胞分析：红细胞数$3.24×10^{12}$/L，血红蛋白浓度75g/L；肝肾功能未见异常。2024年3月8日复查血细胞分析：血红蛋白浓度104g/L，红细胞比容33.21%；肝肾功能未见明显异常。

> 诊断　①混合痔；②中度贫血；③直肠息肉；④多发性盲肠憩室；⑤轻度脂肪肝；⑥肝囊肿。

二、诊疗经过

术前予输血治疗以改善贫血，贫血改善后予局麻下行"混合痔外剥内扎术+注射术+周围神经阻滞术+肛周药物封闭术+痔切除伴肛门成形术"手术治疗；术后予预防感染、镇痛、止血、补血、镇静、排便后予中药熏洗、换药及红外线治疗等对症治疗。

三、知识拓展

混合痔也称里外痔，是直肠上下静脉丛共同曲张的静脉团块，痔内、外静脉丛曲张、扩大，相互沟通吻合，括约肌间沟消失，使内痔部分和外痔部分形成一个整体者称为混合痔。既有内痔的特点，又有外痔的特征。《外科大成痔疮篇》中说："内外痔，肛门内外皆有，遇大便即出血疼痛。"

与内、外痔相同，长期坐立使肛门部静脉回流受阻，直肠静脉没有静脉瓣以及直肠上、下静脉丛壁薄是痔形成的基础。导致混合痔的原因通常有以下几点。①便秘：排便时间过长或长期腹泻，可使腹压增高，肛门直肠部充血，痔静脉曲张，甚至可导致直肠黏膜与肌层分离脱出，肛管随粪便下移，久之容易产生痔疮；②感染因素：肛窦炎、肛腺感染、肛周脓肿、痢疾、肠炎、肠道寄生虫病、大肠炎等，可引起直肠下部周围组织发炎，痔静脉受累，产生炎症，使痔静脉管壁变脆，继发血管扩张充血而引起或加重痔疮；③妊娠与分娩：妊娠妇女，胎儿压迫盆腔静脉，使静脉回流受阻，肛门直肠部血管扩张，同时由于体内孕激素含量上升，造成水钠潴留。血管扩张而诱发痔疮；④肛门括约肌松弛：年老体弱及多次手术而破坏括约肌完整结构的患者，因括约肌无力使痔脱垂加重。

混合痔兼有内痔和外痔的症状，其出血和脱垂可能都比较明显，也可能以其中一个症状为主。另外有些混合痔不发生出血，但发生嵌顿、绞窄的情况比单纯内痔多。所以说，混合痔并不是内痔和外痔的简单组合，既有内痔又有外痔而两者并不相通时是内外痔，不应称作混合痔，因此外痔+内痔=混合痔，这个公式是不成立的。①便血：无痛性、间歇性、便后有鲜红色血是其特点，也是内痔或混合痔早期常见的症状。便血多由粪便擦破黏膜或排便用力过猛，引起扩张血管破裂出血所致，轻者多为大便或便纸上带血继而滴血，重者为喷射状出血，便血数日后常可自行停止。便秘、饮酒及食刺激性食物等都是出血的诱因。若长期反复出血，可出现贫血；②脱垂：常是晚期症状，多先有便血后有脱垂，因晚期痔核增大，逐渐与肌层分离，排便时被推出肛门外。轻者只在大便时脱垂，便后可自行回复，重者需用手推回，更严重者是稍加腹压即脱出肛外，如咳嗽、行走等腹压稍增时，痔块就能脱出，回复困难，无法参加劳动。有少数患者诉述脱垂是首发症状；③疼痛：单纯性内痔无疼痛，少数有坠胀感，当外痔合并感染或血栓时，则有不同程度的疼痛；当内痔或混合痔脱出嵌顿，出现水肿、感染、坏死时，则疼痛剧烈难忍；④瘙痒：痔块脱垂及肛管括约肌松弛，常有分泌物流出，由于分泌物刺激，肛门周围往往有瘙痒不适，甚至出现皮肤湿疹；⑤黏液外溢：直肠黏膜长期受痔核的刺激，产生炎性渗出，分泌物增多。肛门括约肌松弛时可随时流出，使肛门皮肤经常受刺激而发生湿疹、瘙痒。

四、讨论分析

混合痔是肛肠外科常见疾病之一，其治疗方式多种多样，其中外剥内扎术和痔切除术是常用的手术方法。对于一些复杂病例，尤其是伴有肛门狭窄或畸形的情况，联合应用痔切除伴肛门成形术显得尤为重要。

手术方法：①外剥内扎术：此手术主要用于混合痔的治疗。手术过程中，医生在患者痔核周边进行"V"型皮肤切开，剥离皮下静脉丛，直至齿状线上侧约0.3cm处停止。随后，利用组织钳夹起内痔，进行切除并结扎缝合下侧部分。为防止肛门狭窄，手术过程中需确保各手术区域的黏膜桥与皮肤保持一定距离（＞1cm）；②痔切除术：该手术直接切除痔核组织，适用于内痔较大或脱垂严重的患者。手术在腰硬联合麻醉下进行，确保肛门括约肌完全松弛后，切除痔核并清除坏死组织；③肛门成形术：在痔切除术的基础上，对于伴有肛门狭窄或畸形者，需进行肛门成形术。这包括对肛门进行适当的整形和修复以恢复其正常形态和功能。

临床疗效：多项研究表明，联合应用外剥内扎术、痔切除术及肛门成形术在治疗混合痔方面具有显著效果。例如，一项针对76例肛瘘伴混合痔病例的研究显示，联合手术组的治疗有效率高达97.37%，明显高于单纯肛切除术组的86.84%。此外，联合手术组在术后并发症方面也表现出较低的发生率（2.63% vs 5.26%）。

安全性与并发症：尽管联合手术在疗效上表现优异，但其安全性也需重点关注。术中出血和术后感染是主要的风险因素。医生在手术过程中需精细操作，尽量减少出血，并及时进行抗感染处理。术后护理也是预防并发症的关键，包括定期换药、保持伤口清洁干燥等。

混合痔外剥内扎术联合痔切除伴肛门成形术在治疗复杂混合痔方面显示出较高的疗效和安全性。通过综合应用这些手术方法，可以有效改善患者的症状，恢复肛门正常功能。然而，手术方案的优化和术后护理仍需不断改进，以进一步降低并发症风险，提高患者生活质量。

病例 ⑲ 肝脓肿

一、病例简介

患者，男，64岁。入院时间：2021年10月9日。

主诉：右上腹胀闷不适伴反复发热4个月余。

现病史：患者于2016年12月入院，无明确原因的上腹气胀，伴有寒战、高热、乏力、食欲减退，体温40℃，未见巩膜黄染，无腹痛腹泻，未出现恶心、呕吐等表现，入院后经血液培养发现"肺炎克雷伯氏菌"，CT显示"肝右叶气虚"，予哌拉西林＋奥硝唑注射液，同时给予保肝护胃、纠正电解质紊乱等综合措施后，临床表现好转。患者于2016年12月16日在医院门诊接受肝磁共振成像检查，发现有肝右叶脓疡，腹腔内有少许液体渗出，经腹部超声检查显示有肝内病变（有肝脓疡），确诊为"肝脓肿"，经保肝、抗感染、抑酸及营养支持等综合措施后，临床表现明显好转，体温及血常规均恢复，考虑脓疡液化不全，需送至本地医院进行进一步的保守疗法。经数次CT及腹腔超声检查，均显示肝脏脓疡有所改善，并未做任何处理。于2017年4月27日再次出现寒战，高热39.9℃，伴恶心、呕吐，在当地医院做了腹腔B超检查，发现"肝脏右侧64mm×54mm×71mm回声区，边界不清楚，回声区呈细小星点样，呈气状高回声，疑似肝脓肿"，入院后体温高达37.9℃（详情不明）。患者从患病至今，意识清醒，精神正常，饮食正常，睡眠正常，大便正常，体重未见显著改变。

既往史：有20多年的高血压史，现在开始服用艾贝沙坦150mg，1次/日，然后口服氨氯地平5mg，1次/日，现在已经可以很好地控制血压了。有10多年的糖尿病史，现在开始服用二甲双胍，同时使用精蛋白锌的重组人胰岛素注射液（优泌林）治疗，但其血糖仍未得到很好的控制。否认有心血管疾病史，无传染性疾病史，无外科手术及外伤史。

个人史：生长于原籍，生活习惯良好，否认外地久居史，否认疫区、疫情、疫水接触史，否认牧区、矿山、高氟区、低碘区居住史，否认化学性物质、粉尘、放射性物质、有毒物质接触史，否认吸毒史，否认吸烟史、饮酒史，否认药物成瘾史，否认冶游史。

家族史：家族中无类似患者。否认遗传病史。

检查：体温36.4℃；脉搏70次/分；呼吸18次/分；血压120/70mmHg。腹部平整，没有胃肠道类型和蠕动，腹部没有扩张，也没有不规则的跳动；右下腹不能摸到肿块，肝、脾、双肾区均不能摸到，肝脏区均有明显的触痛；肠鸣音一切正常，没有听到震水音和动脉的声音。腹部CT：肝右叶低密度灶伴气体影。肝脏MR增强：肝右叶低密度影，考虑肝右叶脓肿可能，少量腹腔积液。腹部CT：肝右叶低密度影。腹部彩超：右肝内可见64mm×54mm×71mm回声区，境界欠清，内部无规则回声区内见细密星点样回声，并可见气体样强回声。

> 诊断　①肝脓肿；②2型糖尿病；③高血压3级（很高危）。

二、诊疗经过

在住院期间，患者做了一些其他的身体方面的检查，胸部X射线显示肺部有少量的渗出，并没有其他的不良反应。血常规检查：白细胞计数185×10⁹/L。正常情况下，正常的肝脏、肾脏的检查结果是：谷丙转氨酶、总蛋白、清蛋白分别为26g/L、52g/L。凝血检查：D-二聚体为2.01μg/mL，激活部分凝血活性为44.6s，尿常规及梅毒+HIV检查均无明显改变。经化验，患者的肝功能有轻微的异常，营养不良，给予抑酸、护肝、营养支持等综合治疗，并对其进行进一步的治疗。对于外科治疗，有一定的适应证，在局麻下，在B超指导下进行肝脓肿的穿刺和引流。在手术中，肝脏右侧内叶囊肿，主要表现为囊状，声音不佳，内部有大量的絮状回声，有明显的间隔。经皮肝穿刺引流后，于超声引导下经PTCD穿刺针加引流，经超声引导下经腹腔穿刺，吸出20mL的黄脓，经细菌和霉菌培养后，放置PTCD

引流管，并进行创面灭菌、包裹。手术顺利进行，未发现任何出血现象。术后未出现任何不良反应，给予抗感染、抑酸、补液及营养支持。

三、知识拓展

肝脓肿（liver abscess, LA）是细菌、真菌或溶组织阿米巴原虫等多种微生物引起的肝脏化脓性病变，若不积极治疗，死亡率可达10%～30%。肝脏内管道系统丰富，包括胆道系统、门脉系统、肝动静脉系统及淋巴系统，大大增加了微生物寄生、感染的概率，然而通常肝窦内的库夫细胞（Kupffer细胞）能够有效地清除微生物，抑制微生物的增殖，从而防止肝脓肿的发生。

在住院患者中肝脓肿的发生率约为（8～16）/100000。肝脓肿多发于60～70岁人群，无明显性别差异，但男性的预后相对较差。不做任何处理的肝脓肿的死亡率极高，但若能及时给予抗感染、引流等治疗，死亡率为5%～30%。最常见的死亡原因包括脓毒血症、多器官功能衰竭及肝功能衰竭。

近年来，肝脓肿病原菌分布出现变迁，由此前的大肠杆菌发展成以肺炎克雷伯菌（KP）感染最为常见。在细菌性肝脓肿（PLA）患者中，KP感染率为69.4%，与先前的研究结果相似。多数病原菌的获取是通过脓液普通培养而来的，血培养不作为主要获取方式。因此，为了提高细菌培养真实阳性结果，建议在发病初期抗菌药物应用前留取血培养标本。另外，同时进行脓液普通培养，以避免漏检，方便指导临床诊治。KPLA和N-KPLA患者均以男性多见，入院时常见临床表现包括发热、腹痛腹胀、恶心呕吐。有研究显示糖尿病是KPLA的独立危险因素。既往多项研究表明KPLA患者最常见的基础疾病为糖尿病，且糖尿病的发生率显著高于N-KPLA。影像学检查是诊断PLA的重要参考依据。超声是临床工作中最简便的影像学检查方法，可以了解肝脓肿的部位、形态、有无液化、有无分隔等情况。不过，在实际操作过程中易受肺、部分肠管等气体的干扰，特别是靠近膈顶区域的肝脓肿，容易被漏诊。此外，CT分辨率高、影像检查结果清晰，能够充分显示出脓肿病例的动态病情变化，为准确诊断肝脓肿提供了影像学依据。通过对

KPLA进行影像学检查分析发现其脓腔多以壁薄、有分隔和液化性肝脓肿多见，并与N-KPLA的影像学表现有明显的区别。综上所述，目前PLA患者常见的病原体为KP，其次为大肠杆菌。KPLA患者常合并糖尿病，同时肝内脓腔以壁薄、有分隔和液化多见，这些表现与N-KPLA有一定的不同，值得认真研究和区分。

四、讨论分析

手术是临床治疗肝脓肿的重要方法，适用于病情急重、经内科保守治疗症状体征无明显缓解的患者，可以直接清除脓肿病灶内的感染坏死组织，快速控制炎症。传统方法为开腹切开引流，存在创伤大、恢复慢、并发症发生风险高的问题，目前已经被腹腔镜下切开引流逐渐所取代，此法凭借疗效确切、创伤小、安全性高的优势得到广泛好评，是目前首推手术治疗方案。不过，腹腔镜手术的禁忌证较多，老年、体弱多病、既往有腹部手术史等患者不易耐受或无法使用，临床应用也受到限制，因此寻求新肝脓肿治疗方法切实且必要。

超声对软组织敏感，而且无创、经济、可重复性强，是临床诊断细菌性肝脓肿常用影像学方法，可以清晰显示脓肿位置、大小及深度，准确率＞95%。此法不仅可用于肝脓肿的诊断，亦可辅助肝脓肿的临床治疗。超声引导经皮肝穿刺置管引流是近年应用于临床的细菌性肝脓肿介入治疗技术，具有简单快捷、经济有效、创伤小的特点和优势。肝脓肿采用超声引导经皮肝穿刺置管引流和腹腔镜手术切开引流的临床疗效基本相当，均可有效清除脓肿，控制患者机体炎症反应，是可行的治疗方法。而对于较难处理的多发性细菌性肝脓肿，通过器械钩通脓腔内的分隔，亦可采用超声引导经皮肝穿刺置管引流，根据文献报道成功率＞90%，不过钩通脓腔分隔会增加患者并发症发生风险，而且，多发囊肿难以充分一次引流。

超声引导经皮肝穿刺置管引流属于介入技术，可于局部麻醉（局麻）下完成操作，简单方便，置管以及治疗创伤均较腹腔镜全身麻醉（全麻）手术用时较少，但是穿刺后脓腔清除的彻底性不及腹腔镜手术，而且留置的引流管管径较小，容易出现导管堵塞、引流不彻底的问题，因此症状改善速度相对较慢，使患者术后住院时间延长。不过，相较于腹腔镜手术，超声引导经皮肝穿刺置管引流无需全麻，耐受更好，适应证拓宽，可以为更多的细菌性肝脓肿患者带去福音。并发症方面，超声引导经皮肝穿刺置管引流由于在非直视下操作，术中发生副损伤的风险相对要高，超声引导经皮肝穿刺置管引流并未明显增加并发症。不过，由于脓肿贴近膈面缺少肝实质支撑、病灶位置过深使超声回声衰减过多、患者呼吸因素影响等原因，超声引导经皮肝穿刺存在穿刺偏离失败的问题。

综上所述，以超声引导经皮肝穿刺置管引流治疗细菌性肝脓肿的临床疗效和安全性与腹腔镜手术切开引流基本相当，不过前者在置管操作时间与治疗费用方面更具优势，临床可根据患者实际情况优先考虑使用，但依旧无法完全代替手术治疗。

病例⑳ 胆囊结石

一、病例简介

患者，女，67岁。入院时间：2024年1月9日。

主诉：上腹部隐痛10年，加重半年。

现病史：该患者出现没有任何原因的上腹部疼痛十年有余，以腰背为中心呈放射状，伴有反胃，不自觉上腹腹胀、打嗝、食欲缺乏等症状。在本地一家医院做了超声检查，诊断为"胆囊结石"，经保守疗法后，患者的病情有所改善。近半年来，突然复发上腹疼痛，且疼痛程度与之前相同，且疼痛程度显著增加。为寻求更深入的诊治，以"胆石伴有慢性胆囊炎"为诊断入院。自发病起，患者意识清醒，精神正常，食欲正常，睡眠正常，大便正常，体重未见显著改变。

既往史：既往糖尿病病史20余年，现皮下注射胰岛素治疗，血糖控制不佳。否认高血压、冠心病病史，否认肝炎、肠伤寒、肺结核等传染病史，否认外伤及手术史，预防接种随社会人群进行。

个人史：生长于原籍，生活习惯良好，否认外地久居史，否认疫区、疫情、疫水接触史，否认牧区、矿山、高氟区、低碘区居住史，否认化学性物质、粉尘、放射性物质、有毒物质接触史，否认吸毒史，否认吸烟史、饮酒史，否认药物成瘾史，否认冶游史。

家族史：家族中无类似患者。否认遗传病史。

检查：体温36.0℃，脉搏78次/分，呼吸20次/分，血压110/70mmHg。腹面平整，无蠕动波，腹底的血管没有扩张，没有疤痕，也没有不规则的起伏；双侧均未摸到肿块，肝脏、脾脏均未摸到，肝-颈静脉反流，Murphy征象；下腹有鼓音，活动性清音征，肝脾及双肾区均未见叩诊。肠鸣音一切正常，没有听到震水音和动脉的声音。腹部彩超显示：肝实质区呈细密点状，回声略强，分布欠均匀。胆囊壁欠光滑，囊内见多个强回声，较大约 2.0cm×1.2cm，后伴声影。考虑：①轻度脂肪肝；②胆囊结石。

> **诊断**　①胆囊结石伴慢性胆囊炎；②2 型糖尿病。

二、诊疗经过

住院后做了相应的化验，心电图显示：窦律，心电活动。肺功能是指有轻微的通气功能降低。血常规、肝肾功能、凝血功能都没有显著的改变。术中检查发现肝的组织结构及颜色均正常，有肿胀的胆囊，直径 8.0cm×3.5cm×2cm，壁较厚，粘连较多，内有结石，遂行腹腔镜胆囊切除术，手术过程顺利，术中出血不多，术毕患者安返病房，术后给予患者生命体征监测，二级护理，抗感染、抑酸、扩容、雾化、补液及营养支持等治疗。注意患者的情况。手术后经病理证实为胆结石。目前患者病情稳定，在得到主管医生的批准后，已被允许离开医院。

三、知识拓展

胆囊结石（gallstone）是指原发于胆囊内的结石，其病变程度有轻有重，有的可无临床症状，即所谓的无症状胆囊结石或安静的胆囊结石；有的可以引起胆绞痛或胆囊内、外的各种并发症。

从发病率来看，胆囊结石的发病在 20 岁以上便逐渐增高，45 岁左右达到高峰，女性多于男性，男女发病率之比为 1∶（1.9~3）。儿童少见，但近年来发病年龄有儿童化的趋势。

胆囊结石的成因迄今未完全明确，可能为综合因素引起。①代谢因素：正常胆囊胆汁中胆盐、磷脂酰胆碱、胆固醇按一定比例共存于稳定的胶态离子团中，当胆固醇与胆盐之比低于 1∶13 时，胆固醇沉淀析出，聚合成较大结石；②胆管感染：从胆结石核心中已培养出伤寒杆菌、链球菌、魏氏芽孢杆菌、放线菌等，可见细菌感染在胆结石形成中有着重要作用，细菌感染除引起胆囊炎外，其菌落、脱 落上皮细胞等均可成为结石的核心，胆囊内炎性渗出物的蛋白成分也可成为结石的支架；③其他：胆囊管异常造成胆汁淤积、胆汁pH过低、维生素A缺乏等，也都可能是结石的成因之一。

随着社会的高速发展，人们生活习惯的不断更替，胆囊结石的发病率也在不断升高，据统计，我国胆囊结石占比所有结石疾病的50%，是临床上常见的胆道疾病。胆汁淤积是引起胆囊结石的主要原因，胆汁淤积会导致胆汁长期积累形成结晶，若不及时清除会形成胆囊结石。针对胆囊结石的治疗方式尚未明确，其中开腹手术在这类疾病中应用较多，但开腹手术需要对患处及周围组织进行全切除，且手术的视野受限，无法对周围组织进行详细观测，导致对患者的创伤性较大，且患处组织恢复的周期延长影响手术治疗的效果。而腹腔镜可在开腹的基础上为手术操作者提供更有利的视野空间，帮助手术操作者进行手术，降低患处周围组织的创伤，从而缩短疾病恢复的周期，且腹腔镜下胆囊切除手术属于微创手术，更具有应用意义，能缩短恢复周期，优化手术指标，降低肝功能损伤程度，促进患者胃肠功能恢复，且安全性良好，术后患者的并发症发生的概率也会大幅降低，值得临床推广。

四、讨论分析

胆囊结石多伴有慢性胆囊炎，目前临床主要采用腹腔镜手术。肝、胆总管及胆囊管的辨别及成功分离是腹腔镜手术成功的关键。胆囊三角区解剖结构复杂，可能会损伤胆囊结石伴慢性胆囊炎患者的胆管或血管，采取合适的入路方式对提高手术安全性具有重要意义。

胆囊前三角解剖入路是腹腔镜胆囊切除术常用的入路途径，手术过程中无法避开胆囊动脉，分离难度较大，容易损伤胆管或血管，不利于术后恢复。胆囊后三角位置相对固定，更容易分离解剖，可有效缩短手术时间，且该解剖区的胆囊动脉分布较少，能够有效减少动脉分离导致的出血，减少术后并发症的发生，促进术后恢复。

有研究证明，腹腔镜胆囊切除术后会出现炎症应激反应，TNF-α、IL-8、COR、ACTH是临床常见的炎症应激指标。此外，胆囊结石伴慢性胆囊炎患者多伴有不同程度的胃肠功能损伤，MOT、GAS、VIP是临床常见的胃肠激素，当MOT、GAS降低，VIP升高，意味着胃肠功能损伤。经试验，术后3天，后三角入路在应激反应指标方面血清TNF-α、IL-8，COR均低于前三角入路组，在胃肠激素方面，MOT，GAS均高于前三角入路组，血清VIP低于前三角入路组，进一步提示了胆囊后三角解剖入路腹腔镜手术能够有效减轻胆囊结石伴慢性胆囊炎患者的炎症应激反应，并改善胃肠功能。分析可能原因为，相比于前三角入路，后三角入路解剖更容易，可有效减少手术创伤，且由于后三角入路解剖出血量小，能够获得更清晰的术野，减少了对胆囊动脉造成的损伤，减轻了手术创伤导致的炎症应激反应；此外，胆囊后三角解剖入路腹腔镜手术可有效促进患者术后恢复，有助于患者术后下床活动，从而更有利于术后胃肠功能的恢复。

综上，与胆囊前三角解剖入路比较，胆囊后三角解剖入路腹腔镜手术治疗胆囊结石伴慢性胆囊炎能有效减少手术时间和术中出血量，减轻炎症应激反应程度及对肝功能的损伤，并有效改善胃肠功能，促进术后康复速度，值得在临床推广应用。

病例㉑ 单纯性肾囊肿

一、病例简介

患者，男，60岁。入院时间：2024年1月16日。

主诉：发现左肾囊肿4年余。

现病史：患者自诉于入院前4年体检发现左侧肾囊肿，体径不大，无明显腰背部胀痛，无尿频、肉眼血尿等症状，后定期复查提示左侧肾囊肿逐渐增大，其余无特殊症状。于入院前半月因双侧腰部疼痛就诊于当地医院，行彩超检查提示左侧肾囊肿较前明显增大。现为进一步诊治，来医院就诊，门诊查男性泌尿系彩超（双肾、输尿管、膀胱、前列腺）：双肾囊肿（右肾多发）（右肾可见数个无回声，较大约15mm×10mm，左肾实质内可见大小约47.5mm×44mm无回声），前列腺大伴钙化灶，左肾未见明显异常声像，双侧输尿管未见扩张，双侧精囊腺未见异常声像。以"双侧肾囊肿"于2024年1月16日收住入院。患者自发病以来神志清、精神可，饮食良好，夜间睡眠一般，大小便正常，近期体重无明显增减。

既往史：既往体健，否认糖尿病、高血压、冠心病等病史，否认肝炎、结核、伤寒等急、慢性传染病史，否认手术及外伤史，否认输血史及使用血液制品史。

个人史：生于原籍，无外地久居史，无疫区疫水接触史，无放射线及毒物接触史，按时预防接种，有吸烟史，每天10根，已吸烟30年，否认饮酒史，有药物过敏史，否认食品过敏史，索米痛片、阿司匹林等药物过敏史。

家族史：父母已故，死因不详，否认家族性遗传病史。

检查：体温37.1℃，脉搏68次/分，呼吸20次/分，血压139/75mmHg。发育正常，营养良好，神志清楚，步入病室，查体合作，应答切题。全身皮肤黏膜未见黄染，无出血点、皮疹及蜘蛛痣，毛发分布正常。全身浅表淋巴结未触及肿大，头颅无畸形及瘢痕，无压痛和结节，头发润泽，分布均匀。眉毛无脱落，眼睑及颜面无浮肿，无下垂和闭合困难，眼球运动自如，无突出、斜视，运动自如，无震颤，结膜无苍白，巩膜无黄染，角膜透明，双侧瞳孔大小正常，等大等圆，对光反射灵敏，调节反射存在。耳廓无畸形，无结节，外耳道无分泌物，无耳屏，乳突无压痛。鼻无畸形，无鼻翼翕动，鼻通气良好，中隔无弯曲，鼻黏膜正常，无出血及脓性分泌物，鼻旁窦区无压痛。口唇无发绀，颊黏膜无出血点溃疡，无口臭。齿龈无红肿溢脓，无铅线，舌体大小正常、居中、舌苔薄，舌质红，咽部无充血，扁桃体无肿大，无脓性分泌物。两侧腮腺不肿大，无压痛。颈软，两侧对称，无颈静脉怒张，气管居中，甲状腺未触及肿大，未闻及血管杂音。两侧胸廓对称，运动规则，两肺呼吸活动度对称，语颤无异常，无胸膜摩擦感。双肺呼吸音清，未闻及干、湿性啰音。心前区无隆起，心尖冲动位于左锁骨中线第五肋间内0.5cm，心率68次/分，律齐，心脏各瓣膜区未闻及杂音，未闻及心包摩擦音。桡动脉搏动有力，节律齐，无奇脉或脉搏短促、水冲脉，血管弹性正常，脉率68次/分。无毛细血管搏动和枪击音。腹部见专科查体。脊柱四肢无畸形，四肢活动自如，各关节无红肿，双下肢无水肿，四肢肌力正常。角膜反射、腹壁反射、提睾反射、肱二头肌、肱三头肌及膝腱、跟腱反射正常。巴宾斯基征、奥本海姆征、戈登征、查多克征、霍夫曼征阴性。脑膜刺激征阴性。腹部平坦，无胃肠蠕动波，腹壁静脉无曲张，腹部无压痛，无反跳痛，腹肌无紧张，肝、脾未触及肿大，Murphy征阴性，双侧肾区及输尿管走形区未查及明显异常，移动性浊音阴性，肠鸣音4～5次/分，其余未见异常。男性泌尿系统彩超（双肾、输尿管、膀胱、前列腺）：双肾囊肿（右肾多发）（右肾可见数个无回声，较大的约15mm×10mm，左肾实质内可见大小约47.5mm×44mm无回声），前列腺大伴钙化灶，左肾未见明显异常声像，双侧输尿管未见扩张，双侧精囊腺未见异常声像。

诊断 | 双侧肾囊肿（左侧为著）。

二、诊疗经过

（一）2024年1月17日

积极完善相关检查，密切观察病情，不适随时处理。

（二）2024年1月18日

患者一般情况可，自诉无特殊不适，饮食及睡眠可，大小便正常。生命体征平稳。CT全泌尿系统平扫：①双肾低密度影，多考虑囊肿，必要时增强；②膀胱内高密度影，沉积物可能，建议复查；③前列腺钙化灶；④双侧输尿管、精囊腺未见明显异常。CT全泌尿系统增强：①双肾多发囊肿，最大囊肿位于左肾下极；②右肾、输尿管、膀胱、前列腺未见异常强化。心脏彩超（超声）：心内结构未见异常，左室收缩功能正常，二尖瓣反流（轻度）、三尖瓣反流（轻度）。

患者左肾囊肿诊断明确，结合泌尿系统CT，体径＞4cm，存在手术指征，建议行手术治疗，患者腰部胀痛可能与肾囊肿无关，术后仍存在腰部胀痛可能。拟定于明日在全身麻醉下行腹腔镜左肾囊肿去顶减压术，积极术前准备。

手术经过：麻醉成功后，留置导尿后取健侧卧位，腰部垫高，头部及下肢放低，束缚带固定体位。常规消毒、铺巾。在服后线与肋缘交界下cm处做2cm皮肤切口钝性分离各层体壁组织，直达腰背筋膜，止血钳戳破腰背筋膜进入腹膜后间隙，伸入手指分离腹膜后腔，形成一个可置入一个气囊的间隙。递自制气囊置入腹膜后间隙，向气囊灌入空气约500mL左右撑开间隙，停留5min放出气体，取出气囊。手指引导下分别在腋中线髂前上棘上方2cm及腋前线肋缘下分别直视下置入10mm Trocar与5mm Trocar，向切口内置入10mm Trocar，缝合切口达到密闭并固定Trocar，然后连接气腹管，注入二氧化碳气体，建立后腹腔手术空间。清除腹膜外脂肪，向前将腹膜推开，见肾周粘连，经松解后于左肾下极探及肾囊肿，大小约5cm，壁薄，内充满淡黄色澄清液体，提起囊壁，切开囊壁，吸净囊液，检查囊肿未与肾盂无相通，将囊壁距肾实质约0.5cm处环形切除大部分囊壁，并用电凝钩电凝切缘防止出血。严格止血，冲洗创面，查无活动性出血后，肾周摆放24号硅胶引流管1根，清点器械纱布无误后，降低气腹压力后亦无明显出血，拔除所有Trocar，缝合穿刺孔，术闭。麻醉满意，手术顺利，术中无明显出血，术后患者送至恢复室，切除囊壁让家属过目以后送病理检查。

术后处理：术后给予特级护理、氧气吸入、心电监测、血氧饱和度监测。

患者情况：患者生命体征平稳，术中无特殊不适。

术后病情评估：术后可能出现手术部位出血、手术部位感染、心脑血管意外等并发症。

注意事项：①麻醉意外、心脑血管意外、术中和术后可能会出现大出血、呼吸心跳停止、死亡，予以心肺复苏、输血等对症治疗；②术后肝、肾功能不全，需血液透析治疗；③术后切口感染，需多次换药，使用抗生素；④术后病理检查确定最终的囊肿性质。

（三）2024年1月20日

患者一般情况可，自诉无特殊不适，睡眠尚可，肛门已通气。体温36.3℃，脉搏72次/分，呼吸20次/分，血压122/79mmHg，双肺呼吸音清，未闻及干、湿性啰音，心率正常，律齐，各瓣膜区未闻及杂音，腹平坦，无压痛及反跳痛。左肾周引流管引流出10mL血性液体。导尿管通畅，尿液清亮。医师查房后指示：现患者术后恢复情况可，今日停心电监护，给予一级护理，继续给予补液等对症支持治疗，嘱患者流质饮食，根据病情变化调整治疗方案。密切观察患者病情，不适及时处理。

（四）2024年1月21日

患者神清、精神可，未诉异常不适，无发热，无恶心、呕吐等症状，夜间睡眠尚可。体温36.6℃，脉搏52次/分，呼吸15次/分，血压129/79mmHg，心肺未见明显异常，手术切口敷料完整，干燥无渗出，全腹软，无明显压痛，无反跳痛，无腹肌紧张。左肾周引流管基本无引出。导尿管通畅，尿液清亮。医师查房后指示：现患者术后恢复可，今日停一级护理给予二级护理，继续同前治疗，今日行切口换药、拔除肾周引流管，拔除导尿管，前列腺增生给予口服盐酸坦索罗辛缓释胶囊、爱普列特片、前列舒通胶囊等对症治疗，根据排尿情况调整治疗方案。严密监测患者病情变化，不适及时处理。

（五）2024年1月22日

患者一般情况可，自诉无特殊不适，饮食可，夜间睡眠可，大小便正常。生命体征平稳，心肺未查及明显异常，腹软，无压痛、反跳痛及腹肌紧张，肠鸣音正常，手术伤口敷料干燥、无渗出。现患者术后恢复可，无特殊不适，继续同前治疗，嘱患者适量下床活动，正常饮食，切忌大便干燥。继续观察病情，不适及时处理。

（六）2024年1月23日

患者神志清、精神可，未诉异常不适，饮食及夜间睡眠尚可，大小便正常。生命体征平稳，心肺未查及明显异常，腹部平坦，无压痛，无反跳痛，腹肌无紧张，肠鸣音正常。手术伤口愈合良好，无渗出。术后病理回示：（左侧肾囊肿囊壁组织）单纯性囊肿。医师查房后指示：患者术后恢复可，无特殊不适，可于今日出院，并向患者及家属告知病情、预后及其他注意事项，患者及家属表示知情，嘱患者出院后，①注意手术伤口护理，定期换药，5d后根据伤口愈合情况决定是否拆线；②近1个月内避免剧烈活动、严禁抬重物、骑车、跑步等；③忌辛辣刺激性食物，多食水果、蔬菜，保持大便通畅，预防感冒；④1个月后门诊复查；⑤前列腺增生建议继续口服药物治疗，根据病情变化调整治疗方案；⑥定期复查；⑦不适随诊。

三、知识拓展

单纯性肾囊肿（simple renal cysts，SRC）是临床上最常见而实际意义最小的一种肾囊肿性疾病，一般不伴有肾功能减退。随着年龄增长，其发生率逐渐升高，囊肿数量也可随年龄增长而增加，因此有人认为这是人体衰老导致的一种肾脏表现。单纯性肾囊肿的病因尚未完全明确，目前认为它是后天获得。大多数患者无明显症状，通常无须治疗。

患者常无自觉症状，多于健康查体或患其他疾病行B超或CT检查时发现；随着囊肿体积的增大，若直径大于4cm时可引起临床症状，表现为患者腹部或背部的胀痛，部分患者，可因囊内大量出血导致囊肿膨胀，包膜受压，疼痛明显；继发感染时，患者还可伴体温升高及全身不适。囊肿巨大时，可触及腹部肿块，部分患者可引起高血压症状。

单纯性肾囊肿常偶然被发现，大多数肾囊肿无临床症状，较大肾囊肿才引起症状。主要临床表现为腹侧或背侧腰痛，当出现并发症时症状明显。若囊内出血使囊壁突然伸张，包膜受压，可出现腰部剧痛。一旦出现感染，可有腰痛、脓尿、发热等表现。

继发感染时除疼痛加重外，伴体温升高。

囊肿位于肾门处压迫肾动脉，引起血浆肾素增加，可导致高血压；或引起肾盏梗阻继发感染；若囊肿位于肾下极，还可造成肾盂、输尿管梗阻，从而引起感染甚至导致肾积水。

肾囊肿是由封闭的液体或半固态的流体组成，临床上通常由腹部影像学检查来确诊。通过其临床表现和影像学检查、病理分型以及目前的各种先天性和后天获得性肾囊肿疾病之间的区别，从而了解肾囊肿的临床意义及遗传性囊性肾病的发病机制。随着常染色体显性遗传多囊性肾病发展到目前临床试验治疗的时代，Ⅰ期肾囊肿的重要性（经常描述为"单纯性肾囊肿"）与其潜在的病理联系有待进一步研究。

Ⅰ期肾囊肿通常无症状，是位于单侧肾皮质的单个结构，由光滑的囊壁内衬单层上皮细胞组成。典型的超声诊断肾囊肿的标准包括囊肿为圆形或椭圆形，壁薄而光滑，后方增强，无内部碎片或分隔。如果诊断不明确，临床上通常建议行CT进一步确诊。超声造影在肾囊肿的分级上逐渐被公认为是一种比CT更可靠的检查方式，且超声造影避免了CT检查时所使用的对肾脏有潜在危害的造影剂及电离辐射。目前大部分泌尿科医师和影像科医师是根据CT所显示出的。肾囊肿的形态学表现及增强程度进行分类，从而确诊并提供Bosniak肾囊肿分级标准。

Ⅰ期肾囊肿的平均直径为5～10mm，有些囊肿可能会稍大。Ⅰ期肾囊肿原始的定义不包括囊肿大小，修订过的Bosniak肾囊肿分级标准强调直径≥3cm需要随访，明确其生物学行为以便区分Ⅱ期或ⅡF期肾囊肿。目前，Ⅰ期肾囊肿就是前面描述过的"单纯性"肾囊肿。恶性程度的风险＜1%。Ⅱ期肾囊肿被认为是轻微复杂性囊肿，恶性程度的风险＜3%。

Ⅰ期肾囊肿（Bosniak分级）被认为是低恶性潜能，并不需要随访。Bosniak分级能够将Ⅰ期肾囊肿和常染色体多囊肾或复杂囊肿包括囊性肾细胞癌进行区分。因为它们的预后和随访是不同的。通常，Ⅰ期肾囊肿不需要任何治疗。但是，如果有相应症状或出现并发症如感染、出血或破裂时需要进行干预。

Ⅰ期肾囊肿常与常染色体多囊。肾相鉴别，主要从年龄、家族史、囊肿数目、肾脏大小、残存的肾功能或其他相关的临床特征方面相鉴别。

对有常染色体多囊肾阳性家族史，年龄≥40岁的成年患者，如果B超检查发现肾囊肿数目小于2个就可以排除常染色体多囊肾，如果用CT、MRI或更敏感的检查方式进行检查，则推荐只计算直径＞1cm的囊肿，从而与Ⅰ期肾囊肿相鉴别。对没有常染色体多囊肾家族病史的患者，常染色体多囊肾的影像学诊断标准或排除标准在＜40岁或稍年长的患者中尚未统一，对这些人应行基因检测进行鉴别。在慢性。肾脏病或肾衰（不是由遗传性囊肿肾脏病引起的）发展为3个或更多的Ⅰ期肾囊肿患者中，应该考虑诊断为常染色体多囊肾。

Ⅰ期肾囊肿的流行病学取决于研究的群体、年龄、影像学检查方式。随着CT和MRI精确度的提高，目前能检查出小至1mm的囊性病变。研究发现与常染色体显性遗传性多囊肾患者的病理标本对比，使用CT或MRI检查较小的肾脏囊肿漏诊率较高。肾囊肿病理标本检出＜1mm囊肿的精确度比CT或MRI高出62倍。由于伦理上不可行，这项研究并没有在正常的肾脏和Ⅰ期肾囊肿患者中进行，因此Ⅰ期肾囊肿的检出率可能显著大于此处的报告。

Ⅰ期肾囊肿在妊娠早期（孕周为14～16周）检出率为0.09%，但大多数是暂时性的。Ⅰ期肾囊肿的发生在出生到20岁之间是非常罕见的，此后，发病率随年龄而逐步增加。肾囊肿的发病率与年龄相关，≥1个的Ⅰ期肾囊肿在15～29岁发病率为0。30～49岁为1.7%，50～70岁为11.5%，70岁以上为22.1%。Ⅰ期肾囊肿发病率随着年龄的增长而增加。Ⅰ期肾囊肿与年龄相关的发病率证实：17～39岁为8.2%，40～59岁为27.5%，60～80岁为49%，80岁以上为60.6%。在所有的研究报告中，男性Ⅰ期肾囊肿的发病率更高，男女比值为1.4和2.8。

过去认为Ⅰ期肾囊肿起源于远曲小管憩室和集合管。其发病机制是由于灌注压或年龄削弱了肾小管基底膜功能，但是这个理论随后被推翻。目前公认的假说是肾缺血或损伤引起的囊肿异常增生反应，由于代偿性的超滤过进一步导致了肾单位缺失，且肾囊肿生长速度缓慢，从最初的肾损伤到Ⅰ期肾囊肿被检查出来需要很多年的时间。由于年龄增长与肾小球滤过率下降和肾囊肿发病率相关，故亚临床肾损伤暴露的风险可能会增高。

一系列纵向研究报道，Ⅰ期肾囊肿在大多数人群中是良性的。Ⅰ期肾囊肿的自然史在胚胎、儿童、成人是不同的，妊娠期检出的Ⅰ期肾囊肿往往是暂时性的，大多数在出生时便不存在了。若婴儿出生后囊肿仍然存在，则大多数囊肿的形态是"单纯的"。

年龄的增长、男性、肾功能不全、高血压和吸烟与肾囊肿有关。同侧肾结石合并Ⅰ期肾囊肿的比值为2.15。当然这些研究有一定的局限性，包括高血压定义的不准确，不能从复杂的囊肿或获得性囊性肾疾病中将Ⅰ期肾囊肿分离出来，以及不能排除其他混杂因素。Ⅰ期肾囊肿与上述因素，尤其是与肾功能不全和高血压是否有联系，目前仍然有争议，下面将进行讨论。

吸烟可能导致Ⅰ期肾囊肿的发生，因为香烟本身就有毒性，或者吸烟引起肾血管疾病造成了相关的肾缺血。

Ⅰ期肾囊肿和高血压之间是否有关联，一些研究表明血压的增高是Ⅰ期肾囊肿的一个危险因素。Ⅰ期肾囊肿的发生，肾囊肿数目及大小与高血压相关。尽管这些研究都表明高血压和Ⅰ期肾囊肿相关，但临床上两者有无差别目前还不清楚。

大多数研究不支持Ⅰ期肾囊肿和肾功能不全有相关性，肾功能受损［肌酐＞1.5mg/dL（132.6mmol/L）］对Ⅰ期肾囊肿的发生可能是一个危险因素，但Ⅰ期肾囊肿的存在对肾功能却没有太大的影响。

供体有 I 期肾囊肿对将来进行肾脏捐赠不是禁忌证。然而，当发现供体有肾囊肿时，应该仔细地评估，包括囊肿的大小、数量及肾功能，因为这些评估可能会发现隐匿性肾脏疾病。尽管 I 期肾囊肿与高血压和年龄有关，但 I 期肾囊肿供体进行肾脏捐赠是安全的。这些研究为 I 期肾囊肿患者作为供肾者提供了可行性和安全性。当然， I 期肾囊肿受者和供者肾移植术后均需要长期随访。

2% ~ 4%的 I 期肾囊肿由于体积的增加（6 ~ 8cm）可能会出现相应的症状（腹痛或血尿）或并发症，如感染、出血、破裂。在评估过程中，最重要的是排除恶变，因为肿瘤更容易出现上述症状。 I 期肾囊肿的诊疗方案将进一步规范，治疗仅适用于有症状的患者。

I 期肾囊肿诊疗最重要的原则是进行正确的诊断。 I 期肾囊肿基本是良性的，但 I 期肾囊肿和高血压有关，尤其是较大的囊肿存在时，应定期随访。 I 期肾囊肿患者捐赠肾脏时需要仔细评估，但肾移植成功的案例也并不少见。如果 I 期肾囊肿产生了相应的症状，建议进行仔细的影像学检查以排除较为罕见的恶性肿瘤。

四、讨论分析

单纯性肾囊肿好发于肾脏表面，但是也有位于肾脏深部。当肾脏囊肿较大时，可以压迫邻近的肾组织使肾脏外形发生改变。目前关于肾囊肿形成的原因并不清楚，绝大多数人认为肾囊肿为非遗传性疾病，只有极少数为遗传性疾病，可能与常染色体显性遗传有关。肾囊肿的发生可能与肾小管憩室发展有关。

经皮肾囊肿去顶术治疗主要原理是将囊肿的一侧剥开，将其中的囊液放出，从而能够减轻囊肿对周围组织的压迫症状。经后腹腔肾囊肿去顶术是一种微创手术，利用腹腔镜镜下观察找到囊肿，从而切除囊肿。

经皮肾囊肿去顶术，术中对患者的痛苦小、恢复快且费用低。但其治愈率低、复发较高、且适用于症状性单纯肾囊肿，合并肾内出血或创面感染，临床上也是一种操作简单的手术，其创伤小，0.6cm伤口就可以创建手术通道，术后愈合快，不遗留明显的手术疤痕，该手术最重要的是区分囊肿壁和肾实质，及上下极囊肿。

经后腹腔肾囊肿去顶（微创）手术，是目前肾囊肿手术治疗的主要方式之一，适用于单侧多发囊肿、巨大肿瘤及不能排除恶性者。该手术疗效确切，术中视野暴露更加直接、腹腔粘连也不影响该项手术、病灶若位于背侧、下极囊肿较腹侧处理更加方便，且可同时处理同侧腹膜后疾病，缺点是需要人为制作腹膜后空间，术中操作空间有限，出血对手术视野影响较大，对操作者提出了更高的要求，且费用要求更高。对于囊肿部位过大者，受占位影响，两种入路充分游离囊肿均比较困难，可考虑囊肿减压，再进行下一步处理。而手术时间长可能是因为腹腔入路处受肝脏、脾脏、结肠等解剖结构影响较大。对于一些经济拮据的患者及家属更适用于经皮肾囊肿去顶术，特别是一些单纯型肾囊肿，该手术恢复快、费用低，仍然是临床上常用的治疗肾囊肿的手术选择之一。

当囊肿位于肾门处压迫肾动脉，引起血浆肾素增加，继而引发如腹痛、腹胀、皮下气肿、漏尿、出血、肾周感染、周围脏器损伤等一系列并发症，且有研究显示肾囊肿术后容易复发。手术中单纯的穿刺抽吸囊液，则肾囊肿复发率可能会在90%以上，其原因是肾囊肿囊壁上皮具有分泌功能，穿刺抽吸后，上皮不断分泌的囊液会再次积累导致囊肿复发。但随着临床手术经验及仪器的发展，对于肾囊肿患者术后的并发症及囊肿复发率有进一步降低的趋势，尤其是临床上腹腔镜等微创手术的运用，创伤较小，也能进一步降低囊肿复发。有研究显示，降低囊肿复发可以在腹腔镜去顶术中向囊内注射无水乙醇，使囊壁硬化来预防囊肿复发。

经皮肾囊肿去顶术和经后腹腔肾囊肿去顶术均对肾囊肿的治疗有较好的临床疗效，也是目前主流的临床手术选项之一。经皮肾囊肿去顶术手术操作简单，恢复较快，费用也较低，尤其适用于单独性肾囊肿患者，但复发率更高；而经后腹腔肾囊肿去顶术对于操作者提出了更高的要求，且手术时间长、费用较高。对于一些单侧多发肾囊肿及恶性肾囊肿是首选的手术方案之一，该手术虽然视野清晰，对于单侧多发肾囊肿患者较为有利，但在手术中容易损伤胰腺、脾脏和下腔静脉等相关组织。因此该手术也有自己的缺点。

综上所述，经皮肾囊肿去顶术和经后腹腔肾囊肿去顶术两种手术方式各有自己的优缺点和不同的适应证，需要根据临床上患者的具体情况做出更为科学适宜的手术选择。

病例 ㉒　输尿管结石

一、病例简介

患者，男，52岁。入院时间：2023年8月15日。

主诉：右侧腰痛10d。

现病史：入院前10d，患者无明显诱因出现右侧腰痛，阵发性绞痛，持续约1h可自行缓解，无恶心、呕吐，无尿频、尿急、尿痛、排尿困难，无畏寒、发热，无腹胀，无肛门停止排气、排便等不适。于当地医院就诊，完善腹部彩超提示：右侧输尿管上段结石致右肾轻度积液；双肾结石。予药物治疗后症状好转（具体不详）。病程中反复出现右侧腰部疼痛，性质同前。现为进一步治疗，遂到医院门诊就诊，门诊以"右侧输尿管结石"收入院。

既往史：平时都很健康。否认慢性疾病，如高血压、糖尿病、冠心病、慢阻肺、肝炎、结核病等。无外伤史、手术史、输血史。否认服用过任何药物或食物过敏史。

个人史：生于本地，无外地长期居住史。无毒物接触史，不吸烟，偶有饮酒，否认冶游史。已婚，育有1子2女，配偶及子女体健。预防接种史：接种新冠病毒疫苗3针剂，其余不详。

家族史：父母已故，原因不详。否认遗传性疾病及传染性疾病史。

检查：体温36.6℃，脉搏70次/分，呼吸18次/分，血压141/84mmHg。发育良好，营养良好，表情安静，正常面容，配合检查合作，神志清晰，言语流利，自主体位，步态正常。全身皮肤黏膜无黄染及出血点，全身浅表淋巴结未触及明显肿大，双肺呼吸音粗，心音有力，心率70次/分，律齐，未闻及明显病理性杂音。右肾区叩痛，左肾区无叩痛，双侧输尿管移行区无压痛，耻骨上膀胱区压痛。外生殖器：发育正常，尿道口无红肿、渗液，阴囊无红肿，双侧睾丸、附睾、精索未扪及结节。尿常规：红细胞61.40/μL，白细胞18.20/μL，尿培养阴性，血常规、糖化血红蛋白、凝血象、降钙素原、输血术前传染病检测未见明显异常。腹部彩超：右侧输尿管上段结石致右肾轻度积液；双肾结石。床旁十二通道心电图：窦性心动过缓，完全性右束支传导阻滞。双下肢静脉血管彩超：双侧股静脉、腘静脉、肌间静脉丛未见明显异常。心脏彩超：二、三尖瓣少量反流，左室整体收缩功能测值正常。腹部DR摄影（KUB）（图22-1）：腰1椎体右侧横突下方致密影，考虑右侧输尿管上段结石可能。腹部CT：双肾结石；右侧肾盂输尿管段结石，以上肾盂、肾盏扩张、积液；左肾囊肿；肝左叶小斑状低密度影，考虑小囊肿。

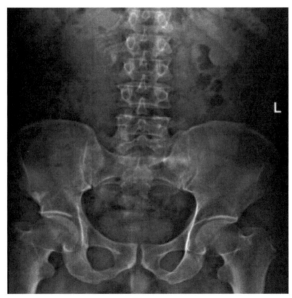

图22-1

诊断　①右输尿管结石；②右肾积水；③双肾结石。

二、诊疗经过

入院第9天全麻下行经尿道右侧输尿管软镜钬激光碎石术+右侧输尿管支架置入术。术后第1天出院，术后复查KUB（图22-2）未见结石残留。

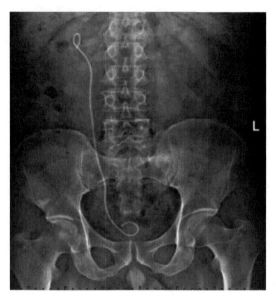

图22-2

三、知识拓展

输尿管结石（ureteral calculus）90%以上是在肾内形成而进入输尿管，原发于输尿管的结石很少见。输尿管双侧结石约占5%。输尿管结石是指在人体的输尿管内形成的结晶物质团块，通常是由于尿液中某些化学物质的过度浓缩，或者尿液中的某些物质结晶能力增强而引起的。它们可以阻塞尿液的正常流动，并引起尿路不适和疼痛。输尿管结石发病率占泌尿系结石发病率的33%～54%，发病率较高，若未能及时接受碎石、排石治疗，随着病程迁延还易诱发肾功能损害、脓毒血症等严重病症。

输尿管结石的产生是多因素综合作用的结果，尿液中的溶质（如草酸盐、尿酸、胱氨酸等）和溶剂（如水）的相对浓度失衡是结石形成的主要原因之一。当溶质浓度超过尿液饱和度时，结晶体开始沉积形成结石。尿液的酸碱度也对结石形成起重要作用，不同类型的结石对尿液pH值要求不同。例如，草酸钙结石喜欢在酸性尿液中形成，尿酸结石则喜欢在碱性尿液中形成。尿液的正常流动对于防止结石生成很重要。当尿液流动受到阻碍或减缓时，结石的形成风险增加，输尿管狭窄、尿路梗阻、尿液滞留等因素都会导致尿液在输尿管内停滞，使结晶物质更容易沉积和形成结石。某些遗传性疾病、代谢障碍或药物使用会导致尿液中特定溶质过度排泄或浓度过高，增加结石形成的风险。高盐、高蛋白饮食、摄入过多的草酸盐、咖啡因和饮用过少的水也会增加结石形成的风险。正常的尿液中通常含有一些抗结晶因子，如抗结晶蛋白和黏附蛋白等。这些蛋白质能够与结晶物质结合形成复合物，抑制结晶生长和聚集。然而，当这些抗结晶因子不足时，结石的形成风险增加。

输尿管结石引发的疼痛是最常见和明显的症状之一。结石沿着输尿管滑动时，会刺激尿道黏膜或积聚在狭窄部位，产生剧烈的尿路痛和下腹部疼痛。疼痛可能辐射到腰部、腹股沟或会阴部。输尿管结石可能堵塞尿液的正常流动，造成尿路梗阻。尿液滞留会导致尿液在肾脏和输尿管中积聚，增加肾脏内压力，甚至引发肾功能受损。严重的尿路梗阻还可能引起肾盂积水、肾功能不全甚至肾衰竭。输尿管结石可以刺激尿路黏膜使其易感染，并且尿液在积聚的过程中容易滋生细菌，并在长期滞留下形成尿路感染。尿路感染可能表现为尿频、尿急、尿痛等症状，并可能导致尿路上行感染引起更严重的感染。输尿管结石摩擦尿液黏膜，可以导致尿液中出现血尿。血尿的程度可以从轻微到明显，有时甚至出现尿液呈红色或棕色。一旦发生输尿管结石，患者在治疗后仍存在结石复发的风险。复发结石可能进一步加重尿路梗阻、感染和疼痛，对患者的身体和心理健康都会带来重大影响。

四、讨论分析

对于较小的输尿管结石，尤其是症状不太严重的患者，可以选择保守治疗，包括饮水量增加以促进结石自行排出，使用镇痛药来缓解疼痛，并使用尿路扩张剂来帮助结石通过。某些药物可以被用来辅助结石的排出，如利尿剂、α-受体阻滞剂和钙通道阻滞剂。此外，如果出现尿路感染，也需要使用抗生素进行治疗。对于较大的输尿管结石或无法自行排出的结石，碎石治疗是一种常用的方法。主要有以下几种技术：ESWL（体外震波碎石术）：通过体外聚焦的震波产生的能量将结石震碎，然后通过尿液排出体外。内窥镜碎石术：通过膀胱和尿道插入内镜，直接将结石粉碎或取出。激光碎石术：使用激光器将结石粉碎为小颗粒，然后通过尿液排出体外。

输尿管镜下钬激光碎石术是钬激光器将输尿管结石粉碎的治疗方法。钬激光器使用高能量的脉冲激光束直接作用于输尿管结石上，激光束的能量会产生剧烈的热效应，导致结石发生爆裂、溶解和破碎。这样可以将结石粉碎为较小颗粒，使其易于通过尿液排出体外。激光器具有可调节的能量和脉冲宽度，使得医生可以根据结石的大小、密度和位置来控制激光的作用。通过精确调节激光能量，可以实现对结石的选择性破碎，最大限度地减少对周围组织的损伤。经过钬激光碎石术的结石通常会变得较小，甚至成为粉末状。此时，结石残渣可以通过尿液自然排出体外。有时医生还会使用过载蓄水器或束液机器来冲洗输尿管和肾盂，帮助清除结石残渣。

输尿管镜下钬激光碎石术是一种微创手术，不需要进行开放性手术。通过尿道进入尿路，避免了传统开放手术的大幅度切口，降低了手术风险和并发症的发生率，对患者的身体损伤更小，并且在美学方面也更加美观。输尿管镜下钬激光碎石术提供了良好的可视化操作条件，医生可以通过微镜或纤维镜实时观察和控制手术进程。这种可视化操作能够帮助医生准确评估结石的位置、形态、附着情况等信息，从而实施个体化的治疗方案，提高手术的精确性和安全性。输尿管镜下钬激光碎石术可以将高能量激光束直接聚焦于结石上，将结石破碎成小片，使其易于排出体外。相比于传统手术方式钬激光碎石术具有更高的成功率和碎石率，科学而精确地清除结石，减少结石残留和再发的风险。传统手术可能导致一些并发症，如尿路感染、尿路损伤等。而输尿管镜下钬激光碎石术能够避免大幅度切口和组织损伤，降低并发症的风险。此外，手术后，医生还可以通过器械清除残留在尿道内的碎石，并避免其二次形成和再发。

输尿管镜下钬激光碎石术后患者疼痛程度低于手术前，日常功能活动优于手术前（$P < 0.05$），分析原因，输尿管镜下钬激光碎石术将结石彻底清除。在手术后结石引起的尿路堵塞和炎症等症状得到消除，从而减轻了患者的疼痛感；术后尿

道周围和相关组织的康复过程逐渐进行，包括尿道黏膜恢复、尿道括约肌功能恢复等，使患者的日常功能活动得到改善；患者手术后炎性因子低于手术前（P＜0.05），分析原因，结石在尿路中存在时，容易成为细菌滋生和定殖的场所，从而导致感染的发生。通过手术清除结石，有效地消除了感染的源头。随着感染得治，炎性因子的水平也会降低；术后患者生活质量高于术前（P＜0.05），手术成功清除结石后，患者不再受到结石相关症状的困扰，患者的排尿顺畅度和舒适度明显增加，身体状况逐渐恢复，从而使得患者能够恢复正常的日常活动、运动和工作能力，不仅提高了生活质量，还增强了患者的自信心和社交参与度。

综上，输尿管镜下钬激光碎石手术治疗输尿管结石，能有效促进康复，抑制炎性反应，提高生活质量。

病例 ㉓ 膀胱结石

一、病例简介

患者，男，75岁。入院时间：2021年10月7日。

主诉：排尿困难3年，加重2个月。

现病史：患者诉于3年前开始出现排尿次数增多，夜尿2~3次，排尿等待、费力、尿线细、射程短，无腰腹疼痛，无明显肉眼血尿，无尿失禁。一直未行治疗，3年来上述症状逐渐加重，尤其近2个月来排尿困难加重明显，伴尿痛、尿急及肉眼血尿，偶终末滴沥。在当地治疗（具体用药不详）后效果不佳。于2021年10月13日在当地医院就诊行彩超检查示双肾小结石，膀胱多发结石，膀胱残余尿量约100mL，前列腺增生、小结石。未行治疗今来医院就诊，门诊拟"膀胱结石、前列腺增生"收入院，发病以来，患者精神、食欲、睡眠、体力可，大便正常，体重较前无明显改变。

既往史：既往有高血压、糖尿病病史。

个人史：生长于原籍，生活习惯良好，否认外地久居史，否认疫区、疫情、疫水接触史，否认牧区、矿山、高氟区、低碘区居住史，否认化学性物质、粉尘、放射性物质、有毒物质接触史，否认吸毒史，否认吸烟史、饮酒史，否认药物成瘾史，否认冶游史。

家族史：家族中无类似患者。否认遗传病史。

检查：体温36.8℃，脉搏76次/分，呼吸20次/分，血压180/96mmHg。腹平软，无压痛及反跳痛，肠鸣音正常。双肾区无膨隆，未触及肾脏，双肾区无压痛、叩击痛，输尿管移行区无压痛，耻骨上区无膨隆，未触及充盈膀胱，无压痛。阴茎发育正常，双侧睾丸附睾未及异常。肛诊前列腺大小约4.8cm×3.8cm×3.6cm，表面光滑，未触及硬结，中央沟变浅，质韧，无触痛，指套无血染。彩超：双肾小结石，膀胱多发结石，膀胱残余尿量约100mL，前列腺增生、小结石。

> **诊断**　①膀胱结石；②良性前列腺增生；③高血压；④2型糖尿病；⑤双肾小结石。

二、诊疗经过

（一）2021年10月18日

患者诉无明显尿痛，仍排尿困难，无发热，一般情况好。腹平软，无压痛及反跳痛，肠鸣音正常。双肾区无膨隆，未触及肾脏，双肾区无压痛叩击痛，输尿管移行区无压痛，耻骨上区无膨隆，未触及充盈膀胱，无压痛。阴茎发育正常，双侧睾丸附睾未及异常。肛诊前列腺大小约4.8cm×3.8cm×3.6cm，表面光滑，未触及硬结，中央沟变浅，质韧，无触痛，指套无血染。彩超：双肾小结石，膀胱多发结石，膀胱残余尿量约100mL，前列腺增生、小结石。根据患者病史、体征及目前检查结果，诊断"膀胱结石、良性前列腺增生、高血压、2型糖尿病、双肾小结石"明确。嘱进一步完善相关检查，择期手术。

（二）2021年10月19日

患者诉偶有尿痛，仍排尿困难，无发热，一般情况好。腹平软，无压痛及反跳痛，肠鸣音正常。双肾区无膨隆，未触及肾脏，双肾区无压痛叩击痛，输尿管移行区无压痛，耻骨上区无膨隆，未触及充盈膀胱，无压痛。阴茎发育正常，双侧睾丸附睾未及异常。平片示左中肺疑似结节，建议CT检查；膀胱多发结石。进行胸部CT平扫进一步明确诊断，目前予以药物抑制前列腺增生，择期手术。

（三）2021年10月21日

患者诉无明显尿痛，仍排尿困难，无发热，一般情况好。腹平软，无压痛及反跳痛，肠鸣音正常。双肾区无膨隆，未触及肾脏，双肾区无压痛、叩击痛，输尿管移行区无压痛，耻骨上区无膨隆，未触及充盈膀胱，无压痛。阴茎发育正常，双侧睾丸附睾未及异常。平片示左中肺疑似结节，建议CT检查；膀胱多发结石。胸部CT平扫右肺改变，考虑为炎性病灶。诊断"右肺感染"明确。血常规、肝肾功能、凝血四项正常。根据患者目前情况及检查结果，有手术指征、无明显禁忌证。嘱做好术前准备，于明日上午在椎管内麻醉下行"经尿道膀胱结石钬激光碎石取石术+经尿道前列腺等离子双极电切术"，将术中可能出现的情况及术后主要并发症向其家属交代清楚，表示理解，并以签字为准。术前VTE评分4分，予穿弹力袜、早期下肢多活动预防下肢静脉血栓形成。

（四）2021年10月22日

于上午在椎管内麻醉下行"经尿道膀胱结石钬激光碎石取石术+经尿道前列腺等离子双极电切术"，术中后尿道延长，膀胱颈明显抬高，前列腺增生，以中叶增生为主。膀胱腔内有5粒大小不等结石，大者约1.7cm×0.8cm，呈黄褐色、质硬，未见异物及新生物，膀胱壁肌小梁形成，双侧输尿管开口正常。术中行"经尿道膀胱结石钬激光碎石取石术+经尿道前列腺等离子双极电切术"，术后诊断为"膀胱多发结石、良性前列腺增生、高血压、2型糖尿病、右肺感染、双肾小结石"，术中麻醉理想，手术顺利，出血量约30mL，术后体温36.1℃，脉搏53次/分，呼吸20次/分，血压120/66mmHg。术后予以抗炎、补液等治疗，予充气压力泵预防下肢静脉血栓形成。

（五）2021年10月23日

术后第1天，患者诉有尿急及下腹部偶有胀痛不适，无发热，一般情况好，生命体征平稳，心肺听诊阴性。腹平软，无压痛及反跳痛，肠鸣音正常。双肾区无压痛及叩击痛，输尿管径路无压痛。持续膀胱冲洗通畅，冲洗液较清亮。术后查血常规、肾功能、电解质正常。患者目前有尿急及下腹部偶有胀痛不适，考虑膀胱痉挛引起，予艾灸神阙、关元、气海穴位对症治疗。嘱今停心电监测及吸氧，每1h测血压、脉搏、呼吸1次，改为每6h测血压、脉搏1次。禁食改流质，继续予以抗炎、补液等治疗。

（六）2021年10月24日

术后第2天，患者诉尿急及下腹部偶有胀痛不适好转，无发热，一般情况好，生命体征平稳，心肺听诊阴性。腹平软，无压痛及反跳痛，肠鸣音正常。双肾区无压痛及叩击痛，输尿管径路无压痛。持续膀胱冲洗通畅，冲洗液较清亮。今流质改软食，继续予以抗炎、补液及支持治疗。

（七）2021年10月25日

术后第3天，患者诉无尿急及下腹部胀痛不适，无发热，一般情况好，生命体征平稳，心肺听诊阴性。腹平软，无压痛及反跳痛，肠鸣音正常。双肾区无压痛及叩击痛，输尿管径路无压痛。持续膀胱冲洗通畅，冲洗液较清亮。根据患者目前情况，今停持续膀胱冲洗，停艾灸神阙、关元、气海穴位治疗，继续予以抗炎、补液及支持治疗。

（八）2021年10月28日

患者未诉不适，无发热，一般情况好，生命体征平稳，心肺听诊阴性。腹平软，无压痛及反跳痛，肠鸣音正常。双肾区无压痛及叩击痛，输尿管径路无压痛。尿管通畅，尿液较清亮。根据患者目前情况，今停抗感染治疗。嘱其注意休息，保持大便通畅。

（九）2021年10月31日

患者拔除尿管后诉排尿较通畅，无血尿及尿痛，无发热，一般情况好，生命体征平稳，心肺听诊阴性。腹平软，无压痛及反跳痛，肠鸣音正常。双肾区无压痛及叩击痛，输尿管径路无压痛。目前无特殊治疗。嘱其注意休息，保持大便通畅。

（十）2021年11月1日

患者诉排尿较通畅，偶尿液呈淡红色，无明显尿痛，无发热，一般情况好，生命体征平稳，心肺听诊阴性。腹平软，无压痛及反跳痛，肠鸣音正常。双肾区无压痛及叩击痛，输尿管径路无压痛。今患者经治疗治愈出院。嘱其出院后注意休息，保持大便通畅。出院后1个月内避免性生活，3个月内避免重体力活动。出院后继续降血压、降血糖治疗，并监测血压、血糖。

三、知识拓展

膀胱结石（cystolith）属于下尿路结石，常见排尿突然中断，疼痛放射至远端尿道及阴茎头部，伴有排尿困难和膀胱刺激症状（如尿急、尿痛等）。膀胱结石大多来自肾或输尿管结石排入膀胱，可继发于良性前列腺增生、膀胱憩室等尿路梗阻。儿童的发病与营养不良有关。随着人口老龄化的逐渐加剧，前列腺增生症在泌尿系统疾病中具有较高的发病率，主要患者群为中老年男性群体。前列腺增生症主要表现为血尿、排尿困难等。前列腺增生症的发病原因有很多，大多数认为其和遗传、身体激素等有着密切的关系。而膀胱结石则是前列腺疾病中较为常见的并发症，大多是由于尿路感染或膀胱存在异物所引起的，一旦出现前列腺增生合并膀胱结石，患者的身体健康就会受到极大的影响，其正常的工作和生活也会被打乱。前列腺增生症的患病率大约在47.5%左右，这与其身体机能的退化、缺乏运动锻炼及日常生活习惯等均有着密切联系。

前列腺增生症在前期的症状表现不是很明显，患者大多会有所忽略，导致患者错过最佳治疗时间，一旦患者自己发现异样时，则说明该病已经趋于严重，已经对其正常工作和生活产生影响，此时患者的治疗难度则会较高。此外，该病还会使患者出现泌尿系统感染，进而导致下尿路梗阻，使尿液中的微小结石等堆积在膀胱之中，最终导致膀胱结石，对患者的健康产生较大的不良影响。相关研究显示，前列腺增生综合征的发生与酗酒、遗传、糖尿病、年龄、雄激素等多种因素均有所关联，但具体发病机制目前仍未明确。不过无论该病的发病原因到底是怎样，其具体原因究竟是哪些，其对患者的影响都是不可忽视的。尤其是当前列腺增生症与膀胱结石同时出现时，患者的身体健康会受到双重影响，导致其正常生理功能、生活等被严重影响，甚至还会使患者出现焦虑、抑郁等负面情绪，严重时还会导致抑郁症、狂躁症等心理疾病，对患者来说是"百害而无一利"。

四、讨论分析

前列腺增生是一种常见的男性生殖系统疾病，指男性前列腺组织的非恶性增生，通常随着年龄的增长而出现。膀胱结石是指在膀胱内形成的固体结构，主要由尿液中的矿物质和化合物沉淀而成。前列腺增生和膀胱结石经常同时存在，并会出现一系列相互影响的症状。前列腺增生会引起尿流减弱、尿频和尿急等症状，而膀胱结石会导致排尿疼痛和尿频。这两种情况之间存在一种循环关系，前列腺增生引起的尿液滞留为膀胱结石的形成提供了有利条件，而膀胱结石进一步加剧尿液滞留和排尿困难。因此，此种疾病的有效治疗非常重要。经尿道前列腺等离子电切术与钬激光碎石术是综合性的治疗方法，目前已经应用于此种疾病的临床治疗之中。

前列腺增生和膀胱结石是两种常见的泌尿系统疾病，尤其在老年男性中较为普遍。这两种疾病的共同存在导致一系列复杂的健康风险和不适症状。老年前列腺增生是指前列腺组织的非恶性增生，会导致前列腺增大，从而在尿道周围产生压力，进而影响尿流，使其减弱、中断或不畅。其症状包括尿流微弱、尿急、尿频、夜间多次起夜排尿等。膀胱结石是在膀胱内形成的固体结构，通常由尿液中的矿物质沉积而成。当老年前列腺增生与膀胱结石同时存在时，会相互加重彼此的影响。尿道受到前列腺增生的压迫，结石会更容易阻塞尿道，进一步恶化排尿问题。同时，尿液滞留和结石会成为细菌繁殖的温床，增加尿路感染的概率。因此，此种疾病的有效治疗极其重要。

经尿道前列腺等离子电切术利用等离子刀或电切技术，可以精确地切除前列腺组织，从而减轻前列腺对尿道的压迫。这种方法能够显著改善尿流问题，手术过程中出血较少，患者术后恢复速度相对较快。经尿道前列腺等离子电切术的优势还包括减短住院时间以及减少尿液滞留的风险。钬激光碎石术则采用钬激光技术，通过逐层剥离前列腺内的增生组织，实现了更全面的前列腺切除。这种方法不仅可以改善尿流问题，还具有出血较少、组织损伤较小的特点，术后疼痛和恢复期相对较短。

两种手术联合治疗，疗效及安全性较高，有利于患者的预后。究其原因，联合手术可以更全面地处理结石问题，降低结石残留的可能性。通过结合等离子电切和铁激光碎石技术，医生能够更彻底地清除膀胱内的结石，减少残留结石对尿流的阻碍，从而提高术后的疗效。此外，针对尿失禁问题，联合手术的优势在于它能更加精确地处理前列腺组织，减少对尿道和膀胱的干扰，降低尿失禁的风险。同时，综合治疗可以更彻底地清除前列腺组织和结石，降低感染的风险，从而进一步提高患者的临床疗效。经研究结果显示，经尿道前列腺气化电切除技术联合钬激光碎石术治疗良性前列腺增生合并膀胱结石治疗有效率为97.50%，高于经尿道前列腺气化电切除技术联合经皮肾镜气压弹道碎石技术治疗的87.50%，且并发症发生率低（$P < 0.05$）。

综上所述，经尿道前列腺等离子电切术联合伙激光碎石术治疗前列腺增生并膀胱结石的老年患者，能够降低手术对患者造成的机体损伤，从而缩短住院时间，并且能够减少并发症。

病例 ㉔ 左肩锁关节脱位

一、病例简介

患者，男，32岁。入院时间：2024年5月12日。

主诉：摔倒致左肩部疼痛肿胀、活动受限5h。

现病史：患者于入院前5h，摔倒后当即致左肩部疼痛肿胀、活动障碍，伴左侧胸部疼痛，伴全身多处皮肤擦伤，不伴有胸闷、呼吸困难、腹痛腹胀等，当时未予特殊处理，患者左肩部疼痛无明显缓解，就诊急诊科，行X线示：左锁骨骨折，左侧3、4肋骨骨折，为求进一步诊治，急诊以左锁骨骨折，左3、4肋骨骨折收入院。患者自发病以来，精神尚可，未进食，未大小便。

既往史：无高血压、糖尿病、冠心病病史，无肝炎、结核病史，无输血史，无食物药物过敏史。

个人史：生长于原籍，生活习惯良好，否认外地久居史，否认疫区、疫情、疫水接触史，否认牧区、矿山、高氟区、低碘区居住史，否认化学性物质、粉尘、放射性物质、有毒物质接触史，否认吸毒史，否认吸烟史、饮酒史，否认药物成瘾史，否认冶游史。

家族史：家族中无类似患者。否认遗传病史。

检查：体温36.5℃，脉搏101次/分，呼吸20次/分，血压119/56mmHg。神志清醒，查体合作，全身浅表淋巴结无肿大，颈软，气管居中，双侧甲状腺无肿大。全身多处皮肤擦伤，胸廓正常，左侧胸部压痛阳性，双肺呼吸音粗，未闻及干湿啰音，心率101次/分，节律齐，心音正常，无杂音。生理反射存在，病理反射未引出。专科情况：脊柱生理曲度正常，各棘突及棘突间无压痛，胸廓挤压试验（+），骨盆挤压分离试验（-），颜面部、左肩部、左肘部散在皮肤擦伤，左肩部肿胀，左肩关节活动时疼痛加重，头部向左侧偏斜，左锁骨远端压痛阳性，可触及骨擦感，反常活动阳性，左肩关节活动受限，左尺桡动脉搏动可，左上肢感觉未见异常，右上肢及双下肢感觉运动未见明显异常。左肩关节X线：左侧锁骨远端骨质断裂，断端对位、对线尚好，左侧肩锁关节间隙增宽。左侧第3、4肋骨骨质断裂，断端错位，第2肋骨隐约可见线状低密度透亮影。

| 诊断 | ①左肩锁关节脱位（Rockwood Ⅲ型）；②锁骨骨折；③左侧多发肋骨骨折；④双肺肺挫伤；⑤双肺肺炎；⑥软组织疾患；⑦高脂血症；⑧窦性心律失常；⑨偶发房室性期前收缩。 |

二、诊疗经过

完善相关检查，完备术前准备，请相关科室积极治疗并发症；暂禁饮食，观察腹部、胸部情况，排除其他脏器损伤，关注气胸、血胸；评估左肩钩钢板、锚钉重建喙锁韧带疗效。

手术名称：左喙锁韧带修复锚钉、钢板重建术、肩锁韧带修复术、左锁骨远端骨折交叉克氏针内固定术。

手术经过：麻妥后取仰卧位，常规术区消毒、铺单，以左锁骨远端喙突为中心弧形切开皮肤、浅筋膜，显露骨折端，术中可见左锁骨远端粉碎骨折，肩锁韧带断裂，锁骨远端上移，探查喙锁韧带断裂，锁骨上移，保留周围软组织显露喙突局部，使用两枚克氏针定位，C臂透视下可见位置合适，选用两枚3.5mm锚钉拧入喙突，在对应锁骨上方安置5孔指骨钢板修剪备用，在钢板两侧钻孔，在第2～4孔钻孔，使用0.8mm钢丝导引将锚钉线引出到钢板上方，复位骨折端并用两枚2.0mm钛克氏针交叉固定骨折端，整体下压锁骨使肩锁关节脱位复位，将锚钉线打结固定，C臂透视下可见左锁骨远端解剖复位，左肩锁关节复位，检查稳定性好，碘附盐水清洗伤口，清点纱布、器械无误，克氏针留置皮外4～6周拔除，留置引流条，逐层缝合伤口，手术顺利，安全返回。

术后工作：①左前臂吊带固定患肢，保持伤口卫生，关注胸部病变；②指导患者循序行患肢肌肉关节功能锻炼，防治肺炎、深静脉血栓形成；③复查左肩X线指导下一步工作。

三、知识拓展

肩锁关节脱位（dislocation of the acromioclavicular joint）是锁骨外端与肩峰相连的关节发生脱移位，多见于年轻人的运动创伤。肩部受到直接或间接暴力，可使肩峰与肩胛骨向前、向下或向后错动，而引起脱位。损伤轻者，仅有关节头撕裂，无畸形移位。重者，肩锁韧带、喙锁韧带等断裂。根据患者的实际病情选择保守治疗或手术治疗，以争取恢复正常功能。

肩锁关节是连接中轴骨及上肢的重要结构，与肩胛带、韧带等组织协同工作，以确保上肢的流畅运动。肩锁关节脱位是指肩锁关节原有的解剖构成遭到破坏，在肩关节损伤中占比约12%，在全身性关节脱位中占比约3.2%。肩锁关节损伤一般好发于年轻的运动人群，其损伤的常见原因是上臂内收时，向下的力直接作用于肩峰处，致使肩峰向前、下移位。肩锁关节损伤最常使用Rockwood描述的六级系统进行分类，依据分类来制定治疗方式。尽管肩锁关节脱位在肩关节损伤中占比并不低，但是对于肩锁关节脱位的治疗仍旧没有一个统一的标准，对于治疗方式的最佳选择缺乏共识。同时肩锁关节的骨性结构及骨连接组织较为复杂，这两部分共同维持着关节的稳定性，无论是手术治疗或是非手术治疗，都需要临床医生对于局部的解剖、肩锁关节脱位的分型以及诊治原则有着详细的认知。因此通过对肩锁关节的局部的解剖结构、诊疗等方面进行概述，从而优化临床工作者在面对这类疾病时的诊疗思路。

肩锁关节骨性结构概述：肩锁关节的骨性结构是由锁骨肩峰端、肩胛骨肩峰关节面以及喙突共同构成。肩锁关节宽度男性平均为1~7mm，女性平均为1~6mm，平均高度为9mm，前后平均长度为19mm，通常锁骨远端高于肩峰，高度差平均为3mm。在大多数情况下，肩锁关节并不是完全垂直向下的，锁骨的关节面向尾侧倾斜，肩峰的关节面向头侧倾斜，故而形成了一个由外上自内下的一个倾斜角，因此锁骨是靠在肩峰上的。此外锁骨长轴与肩锁关节形成的夹角平均约为50°，在冠状面通过肩锁关节的线与锁骨夹角平均约为12°。肩锁关节是一个微动关节，正常的肩锁关节能够在前、后以及上下四个平面平移4~6mm，同时肩锁关节在肩峰运动时可适应5°~8°的旋转运动，在肩关节外展和抬高时可做40°~45°的旋转运动。肩锁关节被关节囊所包围，关节面之间是半月板的同源物，已被证明会随着年龄的增长而退化，关节盘在成人中几乎没有功能作用，在第20岁时就开始退化，到40岁时显著退变。①锁骨：锁骨是体内第一个骨化的长骨（宫内第5周），但锁骨内侧端的骨骺是体内最后出现和最后闭合的骨骺。锁骨内侧骨骺直到18~20岁才骨化，并在23~25岁与锁骨干融合。锁骨是肩胛带的组成部分之一，连接着上肢骨和躯干骨，为上肢的灵活运动创造了必要的条件。锁骨位于胸廓的前上方，呈横"S"形，在体表可直接触及，锁骨内侧2/3向前凸起，呈三棱形，外侧1/3向后凸起，呈扁平形。锁骨远端下表面有明显的标志，圆锥形结节位于锁骨最后方，在锁骨中1/3向外侧1/3弯曲的位置。梯形隆起在锁骨外侧1/3的下表面向前、向外延伸，这些标志代表相应韧带附着的位置。男性和女性标本锁骨远端边缘到圆锥形结节内侧的距离分别为47.2mm±4.6mm和42.8mm±5.6mm。男性到梯形结节的距离为25.4mm±3.7mm，女性为22.9mm±3.7mm。锁骨向内侧形成胸锁关节，外侧形成肩锁关节，同时锁骨是形状变化最大的骨结构之一，其弯曲程度以及厚度伴随着肌肉及韧带的牵拉而发生改变。锁骨是诸多肌肉附着的主要部位，胸大肌附着于锁骨内侧三分之二的前表面，三角肌附着到锁骨外侧三分之一的前表面，而斜方肌附着在锁骨外侧三分之一的后部。②肩峰：肩峰在妊娠第二个月后期发育，在出生前主要以软骨的形式存在，肩峰在8~10岁出现两个继发骨骺中心，在20~25岁与肩胛骨的其余部分合并。三角肌附着在其粗糙的外侧表面，肩锁韧带附着在肩峰的前端。通常肩峰会被认为是肩部最高的部分，但锁骨远端高于肩峰，因此肩峰构成了肩部凸出部分的外缘，其上方为锁骨，外侧为肱骨大结节，同时肩峰是肩胛骨上形状变化最大的部分。故而肩峰的分类是依据形状来分，分为Ⅰ型——平坦型（12%）、Ⅱ型——弯曲型（56%）、Ⅲ型——钩状型（29%）和Ⅳ型——凸起型（3%）。③喙突：起源自肩胛骨，向颅骨和前外侧突出，但随后转向，尖端向前和向下突出，下表面弯曲。在婴儿出生后的第一年，喙突作为主要的骨化中心发育，在14～15岁扩大并与肩胛骨融合。其与锥形中心和梯形中心的平均距离分别为16.4mm±2.4mm和10.9mm±2.4mm。此外喙突是许多肌腱以及韧带的附着点，包括胸小肌、喙肱肌和肱二头肌短头的肌腱，以及喙锁韧带、喙肱韧带、喙肩韧带和肩胛横韧带。喙突作为肩部重要结构标志，同时靠近臂丛和腋窝动静脉等主要神经血管结构，在定位以及选择手术入路中有着重要作用，故而外科医生通常将喙突比作"肩部的灯塔"。

骨连接组织：由于肩锁关节的骨结构不稳定，锁骨与肩胛骨之间的牢固连接主要依赖于周围的韧带组织。静力学稳定性由喙锁韧带、肩锁韧带、喙肩韧带共同维持，动力性稳定主要由斜方肌以及三角肌来提供。①三角肌：三角肌是由腋神经支配，在前臂、肩部的运动中发挥重要的作用。三角肌包括三个部分，前部（起自锁骨）、中部（起自肩峰）、后部（起自肩胛冈），所有的肌纤维汇合在肱骨近端外侧的三角结节之上。后部分与背阔肌共同作用，完成手臂的伸展、内收和侧旋，前部分与胸大肌协同作用，负责手臂的屈曲、内收和内旋，而中间部分最大，为手臂的外展提供必要条件，这也是三角肌最重要的作用。②斜方肌：斜方肌是所有肩胸肌中最明显、最浅表的肌群，斜方肌是一块分布广泛的肌肉，分为上、中、下三部分。上斜方肌起自枕骨、颈上韧带以及颈6椎体的棘突，近乎垂直地附着于锁骨远端三分之一的后缘。中、下斜方肌起自颈7～胸12椎体的棘突，水平走向的中斜方肌附着在肩峰和肩胛冈上。而下斜方肌则向斜上方走形，附着在肩胛冈内侧。③肩锁韧带：肩锁韧带连接肩峰与锁骨，是限制锁骨后移和后轴旋转的主要制约因素，维持着肩锁关节水平面的稳定。通常分为上韧带、前韧带、下韧带和后韧带，用于周向支撑肩锁关节囊的前、后、下、上四个方向。然而在大量的尸体标本研究中未找到下韧带的频率高达50%，Nakazawa等人将肩锁韧带分为上后韧带和前下韧带两部分。肩锁韧带是由关节囊上缘以及下缘增厚的部分组成，肩锁关节囊的上部是最厚的部分，并且在后部最为突出，此外，肩锁关节上韧带、后韧带是防止锁骨远端前后平移最重要因素。在发生小的移位时，肩锁韧带是抵抗锁骨发生后侧移位（89%）和锁骨向上移位（68%）的主要约束，而在位移较大时，肩锁韧带仍旧对后侧平移起着主要约束的作用（90%），圆锥韧带替代了其一部分约束作用，成为限制向上平移最主要的结构（62%）。④喙锁韧带：在抵抗纵向脱位应力中主要发挥作用的是喙锁韧带。喙锁韧带连接锁骨远端和喙突，起到稳定肩锁关节的作用，它由梯形和圆锥形韧带两个独立的束组成，圆锥韧带位于梯形韧带内侧，两者之间被脂肪或滑囊隔开。Salter等人发现梯形韧带和圆锥韧带在部分标本上融合于喙突，但在锁骨的附着点却大不相同。圆锥韧带从喙突垂直向上延伸至锁骨圆锥结节处，而梯形韧带沿前外侧至后内侧方向延伸至锁骨梯形隆起。梯形韧带和圆锥韧带的长度和宽度差异很大，梯形韧带的长度和宽度从0.8cm到2.5cm不等。圆锥韧带的长度为0.7~2.5cm，宽度为0.4~0.95cm。梯形韧带为四边形，其位于锥形韧带的前方和外侧。当这两部分韧带受到损伤，发生断裂后锁骨远端向上移动，会导致肩锁关节的脱位。在一项尸体研究中发现，当锁骨沿肩锁关节的前后轴向上旋转时，圆锥韧带的长度，尤其是内侧部分，大大增加。锁骨沿前后轴下旋时，圆锥韧带和梯形韧带长度减小，肩锁韧带长度略有增加，此外在不同位移情况下，不同的韧带发挥了不同的作用，在水平位移较小的情况下，肩锁韧带提供了49%±29%的阻力，圆锥韧带仅有35%±8%的阻力，而在水平位移增大后，肩锁关节提供的阻力降至12%±11%，而锥形韧带大幅度提高至70%±11%。但在维持肩锁关节稳定中这三部分韧带所发挥的作用不是完全独立的，在肩锁韧带完全断裂的情况下，喙锁韧带会替代一部分肩锁韧带的原有功能。这也证明了肩锁关节生物力学中喙锁韧带的重要性，同时也表明喙锁韧带不仅在垂直方向上起着稳定肩锁关节的作用，在水平方向上也发挥了一定的作用。

四、讨论分析

在骨科手术中，喙锁韧带修复锚定和肩锁韧带修复术是治疗肩锁关节脱位的重要手段。这两种方法在手术步骤、适用范围和术后恢复等方面各有特点，以下是对其进行的详细讨论和分析。

手术步骤及方法：①喙锁韧带修复锚定术。切口显露：手术切口显露喙突，切开对应喙突上方的锁骨骨外膜，进行骨膜下环形剥离2～3cm一段，以备环绕重建的喙锁韧带；韧带重建：从大腿外侧取长15cm、宽2cm的阔筋膜条一根，将其上下对折成双层后环绕于锁骨和喙突间，暂不缝合。近年来，也有报道使用碳纤维编织带替代阔筋膜条作为重建材料；复位固定：复位肩锁关节，用克氏针交叉固定，拉紧阔筋膜条，使重叠后用褥式缝合法缝合。②肩锁韧带修复术：切口显露：与喙锁韧带修复术类似，需要显露肩锁关节和肩锁韧带；韧带修复：直接修复损伤的肩锁韧带，使用缝合线进行修补；固定：使用钢板或螺钉固定肩锁关节，确保修复后的韧带能够愈合。

适用范围：喙锁韧带修复锚定术，主要适用于3周以上的陈旧性肩锁关节脱位，需要重建喙锁韧带以增强复位后的稳固性；肩锁韧带修复术，适用于新鲜的肩锁关节脱位，尤其是肩锁韧带完全断裂的情况。

手术效果：喙锁韧带修复锚定术通过重建喙锁韧带，能够有效恢复肩锁关节的稳定性长期效果较为可靠。肩锁韧带修复术则直接修复损伤的韧带，手术创伤相对较小，恢复较快。

手术风险：任何手术都存在一定的风险，包括感染、出血、神经损伤等。术后需密切观察并及时处理并发症。

适应证选择：选择合适的手术方法需要根据患者的具体情况，包括脱位时间、韧带损伤程度、年龄和活动需求等因素综合考虑。

新技术应用：随着材料科学的发展，新的重建材料如碳纤维编织带等逐渐应用于临床，其远期效果尚待进一步观察。

喙锁韧带修复锚定和肩锁韧带修复术是治疗肩锁关节脱位的有效方法，选择合适的手术方案需要根据患者的具体情况综合考虑。术后康复训练和定期复查对于恢复关节功能和预防并发症至关重要。随着新技术的应用和发展，手术效果和患者恢复情况有望进一步提高。

病例 ㉕ 腰椎椎管狭窄症

一、病例简介

患者，女，64岁。入院时间：2023年11月14日。

主诉：腰痛伴左下肢放射性疼痛不适13年，加重20d。

现病史：患者于13年前无明显诱因出现腰背部疼痛伴左下肢疼痛不适，院外口服药物治疗后好转，上诉症状间断发作，20d前上诉症状加重，不能长距离行走，行走约3m后左下肢疼痛加重，休息后上诉症状缓解，不伴有大小便障碍，就诊于医院门诊，行腰椎MRI检查显示，腰椎间盘突出，腰椎退行性病变，求进一步诊治，今日门诊以腰椎管狭窄收入院。患者自发病以来，精神尚可，睡眠尚可，食欲正常，大便正常，小便正常，体重无明显变化。

既往史：患者既往有高血压史2周，平素口服尼莫地平30mg，2次/日，控制血压，控制效果不详，有高脂血症3年，平素口服阿托伐他汀钙控制，控制效果不详，无糖尿病、冠心病病史，无肝炎、结核病史，10年前在当地某医院行颈椎微创手术，具体不详，无食物、药物过敏史。

个人史：生长于原籍，生活习惯良好，否认外地久居史，否认疫区、疫情、疫水接触史，否认牧区、矿山、高氟区、低碘区居住史，否认化学性物质、粉尘、放射性物质、有毒物质接触史，否认吸毒史，否认吸烟史、饮酒史，否认药物成瘾史，否认冶游史。

家族史：家族中无类似患者。否认遗传病史。

检查：体温36.5℃，脉搏68次/分，呼吸20次/分，血压155/82mmHg。神志清醒，查体合作，全身浅表淋巴结无肿大，颈软，气管居中，双侧甲状腺无肿大。胸廓正常，双肺呼吸音粗，未闻及干湿啰音，心率68次/分，节律齐，心音正常，无杂音。腹部平坦，肝脏未触及，脾脏未触及。专科情况：脊柱生理弯曲存在，颈胸椎椎体周围触压、叩击痛阴性，腰椎生理曲度存在，L4~5椎体周围叩压，感下腰部憋困不适，伴有明显双下肢放射性憋胀不适，左下肢不适症状明显，腰椎自主活动轻度受限；骨盆挤压、分离试验阴性，会阴部皮肤感觉好，肛门反射（+）；臀肌两侧对称，未见明显萎缩，双下肢等长，负重站立时感左臀、小腿外侧疼痛不适，疼痛不适放射至足背，双足蹬趾、足趾背伸肌力4级，踝背伸、跖屈肌力约 $\mathbb{N}$ 级，双下肢直腿抬高、加强试验（−），Babinski（+），Oppenheim征（+）。双足背动脉搏动好，末梢血运可，双巴宾斯基征阴性。腰椎MRI：腰3/4，4/5，腰5/骶1椎间盘向后突出，相应层面椎管狭窄，腰椎退行性改变，腰3/4，4/5，腰5/骶1椎间盘突出，黄韧带肥厚，椎管狭窄。

诊断	①腰椎椎管狭窄症；②腰椎间盘突出（$L_{3/4}$、$L_{4/5}$、L_5/S_1）；③腰椎退行性病变；④颈椎间盘突出（颈4/5、颈5/6、颈6/7、颈7/胸1）；⑤颈椎退行性病变；⑥颈7血管瘤；⑦高血压；⑧高脂血症。

二、诊疗经过

手术名称：腰3/4、4/5椎板减压、间盘摘除、cage植骨融合、GSS内固定术。

手术经过：患者于上午8:30进入手术室，核对患者姓名、年龄、疾病名称、手术部位及术式无误，麻妥后取俯卧位，常规术区消毒、铺单，以腰4为中心，后正中切口，逐层切开皮肤、皮下、筋膜，沿棘突两侧剥离显露椎板，显露并用椎板拉钩显露腰3/4、4/5关节突，分别在腰3、4、5关节突"人"字结导针定位，C臂透视下可见进针点位置合适，用椎板棱锥开口、扩大，选用60mm×45mm椎弓根钉经椎弓根拧入椎体，C臂透视下可见椎弓根钉位于椎弓根内，长度合适，达到椎体前1/3，取腰3棘突下3/4逐一去除棘突，打开椎板，选择松质骨保留，小心去除腰3下3/4及腰4椎板、腰5上1/4椎板，显露硬脊膜，术中可见腰椎管明显狭窄，减压椎板后硬膜膨隆，搏动恢复，扩大两侧侧隐窝，探查可见椎管狭窄解除，用神经剥离器牵开硬膜显露腰3/4、4/5椎间盘，术中可见腰3/4、4/5椎间盘突出，上举硬脊膜腹侧，神经剥离器保护硬脊膜，用髓核钳取出椎间盘，清理椎间隙，清除椎间隙相邻软骨板，用cage试模测试后选择11号，将备用松质骨填充腰3/4、4/5椎间隙，将松质骨填充cage内，将cage置入腰3/4、4/5间隙，检查腰3/4、4/5间隙压迫解除，安置两侧80mm纵杆并压缩两侧，缩小腰3/4、4/5间隙使腰3/4、4/5间隙植骨cage紧密接触，固定椎弓根钉，再次C臂透视可见腰4、5后缘基本复位，稳定性良好，检查硬脊膜搏动可，无狭窄卡压，3000mL碘附盐水清洗伤口，清点纱布器械无误，留置引流管，逐层缝合，手术顺利，安返病房。

三、知识拓展

腰椎管狭窄症（lumbar spinal stenosis）是脊柱椎管的一部分，当由于各种先天和后天原因，导致腰椎管狭窄，压迫其内走行的脊髓神经，引发一系列的症状，即腰椎管狭窄症。

临床上腰椎管狭窄症是导致腰痛或腰腿痛最为常见的疾病之一，是一种慢性、进行性硬膜囊及马尾神经受累疾病，是由椎管或根管狭窄引起内容物受压而出现相应的神经功能障碍。最常见发病节段腰4、5，其次是腰5骶1和腰3、4，常常呈对称性发病。

引起腰椎椎管狭窄症的原因有很多种：①生理因素：腰部负荷的增加、腰部后伸、负压的增加等；②病理因素：黄韧带的增厚、关节突关节增生、椎板增厚、椎弓根发育性较短等。老年腰椎椎管狭窄症患者常伴有脊柱后凸、侧凸及滑脱等畸形体征；医源性因素、腰椎外伤、特异性和非特异性因素引起的继发性腰椎椎管狭窄症也并不少见。导致腰椎椎管狭窄而出现脊髓神经根和马尾神经受到刺激或者压迫而出现一系列的临床症状和相关体征。由于个体差异性导致腰椎椎管狭窄症的病因多种多样，故其临床表现也不尽相同，再加上医疗技术、患者经济收入等相关原因，直接影响到其诊断与治疗。

本病起病多隐匿，病程缓慢，多发生在中年以后。引起狭窄的病因十分复杂，依据其临床狭窄部位的不同，患者典型的症状有间歇性跛行、腰部后伸受限及疼痛。病变早期由于椎管内压的变化可出现主诉与客观体检不相符，并伴有其他相关的临床症状。因此，临床病史与影像学等相关检查对腰椎椎管狭窄症的诊断相当重要。

X线摄片：对明显发育性腰椎椎管狭窄者、退变性腰椎椎管狭窄者有诊断意义，但X线摄片在腰椎椎管狭窄诊断有其局限性，主要原因为在射偏成像过程中受个体差异性及球管距离影响较大，即投射位置（包括距离和体位）不一。有研究认为，由于X线摄片对脊柱序列整体观察优于CT，加之其廉价，可以鉴别与排除其他相关疾病，联合其他检查方法可以提高腰椎椎管狭窄症的灵敏度与特异度。

CT扫描：CT扫描是利用人体不同部位，不同组织结构对X线的吸收率的不同，X线片穿透人体后的衰减不同这一特征，可以观察到椎体边缘骨质增生、脊柱滑脱、椎间关节增生、后纵韧带即黄韧带肥厚、钙化改变；横断面上还可以显示椎管变形、狭窄、神经根管和侧隐窝狭窄、硬膜囊和脊髓受压。对硬膜外脂肪受压消失、CT上径线较X线片更为准确，但CT断层扫描需要平行于椎间盘。常用测量狭窄标准：椎管矢状径线小于15mm，椎弓根间距小于20mm，侧隐窝矢状径小于2mm，椎间孔宽度小于2mm；或者直接根据Jones-Thompson公式进行判断：椎管最大矢状径线/同水平椎体最大矢状径线×最大横径为$1/2 \sim 1/4.5$，若比值小于1/4.5，说明椎管狭窄。②磁共振成像（MRI）：利用人体氢原子在磁场共振产生的信号重建成像的一种影像技术。Sang等对163例腰椎管狭窄患者行MRI与CT检查，发现CT在横断面上显示腰椎椎管矢状径比MRI要更短，MRI可清楚显示马尾神经和神经根受压状态，而且其T2加权像上脑脊液的信号相当于椎管造影成像，可显示腰段神经和周围结构的相互关系，MRI与CT结合可为手术提供直观的观察资料。③脊髓造影：骨髓造影可显示出腰椎椎管狭窄症的典型缺损、神经根受压及节段性狭窄等影像学改变。虽然脊髓造影为侵入性检查，但目前所用的椎管造影剂研发水平的提高，使其在性能上表现为水溶性，吸收更快，对人体刺激反应更小，对明确狭窄的程度和范围有一定的帮助，尤其对于腰椎多节段退行性疾病患者，可以正确判断腰痛症状来源节段，正确选择手术方案，对提高手术治疗效果具有重要的意义。④其他：肌电图检查对于术前神经定位不清或者怀疑有中路视神经病变时，可行下肢肌电图检查，帮助判断受压神经部位及鉴别诊断，可发现神经根受损表现；神经根阻滞试验与肌电图作用相似，对于临床上不能定位，而影像学上显示为多节段狭窄，为了确定受压的部位可以行神经根检查。

目前腰椎椎管狭窄症的分类方法有很多种，如Lee分型、Dorwart分类等。在不同的角度分型中，2001年Hansr等提出了以临床为基础的分型方法，将腰椎椎管狭窄分为：①典型腰椎管狭窄：患者既往无腰椎手术史；无腰椎不稳的影像学等证据；有退变性滑脱者，滑脱小于或等于1°；有退变性侧凸者且侧凸小于20°；②复杂腰椎椎管狭窄：患者有腰椎手术史；有腰椎不稳定、术后关节狭窄的影像学证据；有退变性滑脱者且滑脱大于1°，并伴有腰椎不稳；有退变性侧凸者大于20°。对于典型腰椎管狭窄症原则上采用减压术治疗；复杂腰椎椎管狭窄原则上采用减压、融合和内固定治疗，新的分型方法上特别强调腰椎不稳定与腰椎椎管的关系。腰椎因侧凸、滑脱等原因，导致腰椎的生物力线的改变，使腰椎稳定性丧失而出现动态性腰椎椎管狭窄，使病变复杂化。故在所有不同分型中，临床上应该提倡Hansraj分型，因其对治疗方案的选择有着重要的意义，最后再结合国内按解剖部位的不同分类方法，可提出更加合适及有效的治疗。

四、讨论分析

腰椎管狭窄症（lumbar spinal stenosis，LSS）为常见腰椎关节疾病，随着社会老龄化加剧，其发病人数逐渐增长。保守治疗无效患者临床以手术治疗为主，既往采用传统腰椎后路椎体间融合术（posterior lumbar interbody fusion，PLIF）治疗，虽能取得确切效果，但创伤较大，术后恢复较慢。随着微创技术不断发展，小切口腰椎后路减压椎间植骨融合内固定术（transforaminal lumbarinterbody fusion，TLIF）

逐渐应用于腰椎关节疾病的临床治疗，以其创伤小，解剖结构完成性好，术后恢复快等特点，备受医患好评。相关研究显示，手术创伤及麻醉均能刺激机体释放促炎因子，造成免疫功能紊乱，增加并发症风险。也有研究显示，硬膜囊横截面积与LSS术后恢复存在相关性。

LSS是因椎间盘突出、黄韧带增厚及骨性通道变窄引起神经受压、血液循环障碍，并出现肢体疼痛、麻木无力及跛行的病理特征，随着病情进展，可导致患者出现永久性运动功能障碍，严重影响患者身心健康。现阶段手术仍是LSS治疗的最佳方案，传统PLIF为获取充足的视野及操作空间，组织损伤剥离范围较大，同时由外向内减压操作可增加严重LSS患者硬膜损伤脑脊液漏风险，此外术中切除椎板和棘突，增加手术创伤，影响预后恢复。

小切口TLIF基于微创理念下，结合解剖部位实施腰椎减压融合，有效弥补传统手术缺陷，有助于患者术后早期训练，促进骨质融合，改善腰椎功能。与传统PLIF相比具有以下优势：切除部分棘突基底部及对应对侧椎板内板及黄韧带，即可达到扩大椎管、对侧隐窝减压目的，也能最大程度保留生理结构，减少切口下空腔，增加术后结构稳定性；通过多裂肌与最长肌间隙实施椎管减压，减少椎旁肌剥离，避免因血供造成肌肉坏死和无菌炎症发生；切口瘢痕小，能提高患者满意度。有研究显示，微创组手术时间较常规组长、切口长度、下床活动时间较常规组短，术中出血量、术后引流量、术后3个月ODI评分、MPQ评分较常规组低，与张谨等3研究基本一致，这是由于小切口TLIF于显微镜下实施手术，使手术操作更加精准，同时减少组织分离，有助于减少术中出血，确保腰椎结构完整，能早期进行功能训练，减少卧床时间，缓解患者疼痛。同时研究还显示，微创组并发症发生率与常规组比较差异无统计学意义（P＞0.05），患者满意度高于常规组，提示小切口TLIF是一种安全可靠、患者满意度较高的治疗方案。

机体免疫功能受术中多因素影响可发生变化，既往研究显示，机体免疫功能不仅反映手术创伤程度，还与患者术后恢复紧密相关。免疫球蛋白是机体免疫重要成分，在机体预防、免疫监视、维持免疫稳定中发挥重要作用，其水平变化可作为反映手术情况、病情改善及预后的敏感性指标。

术后3个月微创组硬膜囊横截面积大于常规组，这与小切口TLIF能增强脊柱稳定性有关，有助于恢复椎管有效容积。也有研究显示，硬膜囊横截面积增加，也能表示患者症状及生活满意度改善。

综上所述，小切口TILF治疗LSS能优化手术情况，能改善免疫功能，恢复腰椎功能，有助于早期训练，减少卧床时间，且能降低疼痛程度，患者满意度较高。

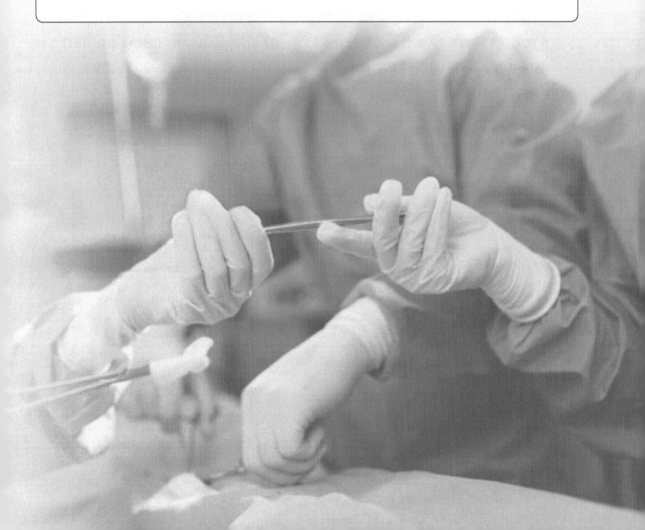

第二部分
外科疾病护理病例精选

病例 ❶ 双叶结节性甲状腺肿的护理

一、病例简介

患者，女，74岁。于2年前无意间发现颈前包块，约鸡蛋黄大小，无其他不适症状，因为当时就诊发现患者一周前自觉颈部肿物进行性增大，有轻度吞咽困难，咳嗽痰多，于2024年5月12日收入院手术治疗。

既往史：既往有糖尿病史，无过敏史及外伤史。

检查：体温37.5℃，脉搏90次/分，呼吸24次/分，血压110/70mmHg。患者意识清，可回答问题，语言流利，声音略有嘶哑，饮水略有呛咳，咳嗽痰较多，营养良好，心律齐。无胸闷、气短、呼吸费力。辅助检查：血常规示白细胞$6.4×10^9$/L，血红蛋白137g/L，中性粒细胞百分比57.7%，FT 2.22pg/mL，FT 0.98ng/dL，TSH 1.61mIU/L。B超：双侧颈部见数个低回声，右侧较大的1.0cm×0.3cm，左侧较大的1.1cm×0.5cm。

> 诊断　双叶结节性甲状腺肿。

二、诊疗经过

治疗：于5月20日局麻下行双叶甲状腺腺叶切除，给予二级护理，半卧位，心电监护，留置颈部引流管。

三、护理

（一）护理问题/诊断

1. 体温过高

与手术创伤反应有关。

2. 清理呼吸道低效、气体交换受损

与不能有效咳嗽、呼吸道分泌物过多、痰液黏稠不易咳出有关。

3. 疼痛

与手术创口有关。

4. 舒适的改变

与颈部活动受限手术中或术后体位有关。

5. 潜在并发症

饮水呛咳。

6. 导管滑脱

导管固定不牢，位置不准确。

（二）护理措施

1. 体温过高

（1）监测患者体温变化，测量体温4次/日。

（2）患者卧床休息，适量饮水。

（3）给予温水擦浴、冰敷等物理降温，必要时，遵医嘱使用退热剂。

（4）保持床单位干燥，及时更换汗湿衣被，注意保暖。

（5）加强口腔护理。

2. 清理呼吸道低效、气体交换受损

（1）给予患者半卧位或高枕卧位，床头抬高30°～60°。

（2）定时协助患者有效咳痰，给予翻身叩背，保持呼吸道通畅。

（3）遵医嘱给予药物雾化吸入，使痰液稀释以利于痰液咳出。

（4）备好吸痰设施，必要时给予吸痰。

3. 疼痛

（1）分散患者注意力，减少病室噪声，创建安静舒适环境。

（2）给予患者半卧位，减轻切口张力。

（3）教会患者咳嗽时，用手加压按压住伤口，减轻疼痛。

（4）更换体位时动作要缓慢。

（5）必要时遵医嘱应用止痛药物。

（6）指导患者采用放松技巧，如深呼吸。

（7）妥善固定引流管，防止牵拉。

4. 舒适的改变

（1）保持室内温度在18~22℃，湿度55%~60%。

（2）给予肢体按摩及适合的体位。

（3）适当进行进一步活动，变更体位时用手扶住头部。

5. 潜在并发症

给予半流食或软饭。

6. 导管滑脱

给予妥善固定，防牵拉，放置位置安全，做好防滑脱标识。

四、知识拓展

结节性甲状腺肿是一种常见的甲状腺病症，又称腺瘤样甲状腺肿，发病率很高，有学者报道可达人群中的4%，以中年女性多见。多数患者在发现结节性甲状腺肿时，已有多年的病史；部分是由单纯性甲状腺肿发展而来，患者可能无不适感觉，仅少数患者诉说有颈部胀感，待甲状腺肿大至一定程度时才发现。部分是地方性甲状腺肿和散发性甲状腺肿晚期所形成的多发结节。临床表现为甲状腺肿大，并可见到或触及大小不等的多个结节，结节的质地多为中等硬度。临床症状不多，仅为颈前区不适。甲状腺功能多数正常。甲状腺扫描、甲状腺B超可以明确诊断。

结节性甲状腺肿是一种良性疾病，由于机体内甲状腺激素相对不足，致使垂体促甲状腺激素分泌增多，在这种增多的促甲状腺激素长时期的刺激下，甲状腺反复增生，伴有各种退行性变，最终形成结节。甲状腺结节的发病机制与病因目前仍不明了，很可能系多因素所致，如遗传、放射、免疫、地理环境因素、致甲状腺肿因素、碘缺乏、化学物质刺激及内分泌变化等多方面综合刺激所致。

致甲状腺肿物质包括某些食物、药物、水源污染、土壤污染及环境污染等；碘缺乏地区有甲状腺肿伴结节性甲状腺肿流行；放射性损伤可以致癌，但应用^{131}I治疗后数十年经验与统计证明，放射性^{131}I治疗的主要不良反应不是致癌，而是甲状腺功能减退，尤其是远期功能低下。在某些多结节性甲状腺肿患者的甲状腺球蛋白抗体及抗甲状腺微粒体抗体检测中发现有54.7%的阳性率，单结节阳性率为16.9%。结节性甲状腺肿患者有先天性代谢性缺陷，导致甲状腺肿代偿性增生过度。环境中缺少硒、氟、钙、氯及镁等微量元素的摄入等。

有人提出"触发因子-促进因子"理论，系由于甲状腺本身在致甲状腺肿物质与放射性损伤或致癌物质促进下，引起患者甲状腺组织细胞内DNA性质变化，促使促甲状腺激素或其他免疫球蛋白物质基因突变，不断发展变化，可导致甲状腺组织增生，甚至癌变。早期未发生自主性功能变化以前，经过治疗可获良效，增生的甲状腺结节可以消退，晚期由于自主性功能结节形成或发生其他变化，则用药物治疗难以取效，必须手术切除结节为宜。总之，结节性甲状腺肿发病机制比较复杂，目前仍不确切，有待研究。

患者有长期单纯性甲状腺肿的病史，发病年龄一般≥30岁，女性多于男性。甲状腺肿大程度不一，多不对称。结节数目及大小不等，一般为多发性结节，早期也可能只有一个结节。结节质软或稍硬，光滑，无触痛。有时结节境界不清，触摸甲状腺表面仅有不规则或分叶状感觉。病情进展缓慢，多数患者无症状。较大的结节性甲状腺肿可引起压迫症状，出现呼吸困难、吞咽困难和声音嘶哑等。结节内急性出血可致肿块突然增大及疼痛，症状可于几天内消退，增大的肿块可在几周或更长时间内减小。主要表现为甲状腺肿大，并可触及大小不等的多个结节，结节的质地多为中等硬度，活动度好，无压痛；在少数患者仅能扪及单个结节。

结节性甲状腺肿出现甲状腺功能亢进，患者有乏力、体重下降、心悸、心律失常、怕热多汗、易激动等症状，但甲状腺局部无血管杂音及震颤，突眼少见，手指震颤亦少见。老年患者症状常不典型。

注意患者有无接受放射线史，口服药物史及家族史，患者来自地区是否为地方性甲状腺肿流行区等。一般结节性甲状腺肿病史较长，无压迫症状，无甲状腺功能亢进症状，患者多不在意，无意中发现甲状腺结节而来就诊检查。

如为热结节（又称"毒性结节"）时，患者年龄多在40~50岁，结节性质为中等硬度，有甲亢症状，甚至发生心房纤维性颤动及其他心律失常表现，如有出血时可有痛感，甚至发热。结节较大时可出现压迫症状，如发音障碍、呼吸不畅、胸闷、气短及刺激性咳嗽等症状。

如来自碘缺乏地区的结节性甲状腺肿患者，其甲状腺功能可有低下表现，临床上也可发生心率减慢，水肿与皮肤粗糙及贫血表现等。少数患者也可癌变。结节性质为温结节者比较多见，可用甲状腺制剂治疗，肿大的腺体可呈缩小。冷结节比较少见，有临床甲减者可用甲状腺制剂治疗，但往往需要手术治疗。

五、讨论分析

临床上结节性甲状腺肿属于一种多发病症，这种病症是因为单纯性弥漫性的甲状腺肿而产生病变，患者的病情迁延反复，易出现滤泡上皮局造性增生，导致患者发生退行性病变，病情长时间反复发展会形成结节，对患者的正常生活产生了的严重影响。近年对这种病症在治疗的过程中常采用药物治疗或手术方案治疗，能够在一定程度上促进患者病症的康复。但是为患者进行手术治疗时因为手术的刺激和病症的影响等容易导致患者机体存在一定的不良状况，所以需配合良好的护理方法进行干预，充分的促进患者病症的恢复。临床护理路径属于一种针对患者实际病情而制订的一种有时间性和顺序性的护理计划，在整体上能够促进患者病症的恢复和生活质量的提高。

结节性甲状腺肿是临床上十分严重的病症，临床认为这种疾病会发展成为甲状腺癌。一般认为结节性甲状腺肿会经过约10年的时间发展成为甲状腺癌，所以在结节性甲状腺肿患者发病期间，如果没有采取科学合理的措施进行治疗，则会导致随着时间的推延结节不断增大，进而导致相应的压迫症状等，最终形成癌变。临床有学者提出，存在一部分结节性甲状腺肿的患者，出现非典型的增生，而高级别的非典型增生也通常被临床认为是甲状癌前病变，从中可以看出结节性甲状腺肿与甲状腺癌之间是存在着千丝万缕的联系的。但是结节性甲状腺肿如何会发展成为甲状腺癌，临床有哪些作用机制等目前并不十分明确。但有学者认为，癌变会直接对患者的治疗方式产生影响，而且也导致其整体的生存周期延长，所以不利于患者的病情恢复。

临床上结节性甲状腺的病情发病缓慢，大部分患者在发病早期都不存在明显的症状，但患者病症发展的中后期则会导致存在较大的结节性甲状腺肿，使患者出现声音嘶哑、吞咽困难和呼吸障碍等严重症状，对患者的生活质量产生一定影响。通过手术方案对结节性甲状腺肿患者治疗的过程中，要配合合理有效的护理方法进行干预，以能够有效帮助患者促进预后的改善。

针对临床护理路径做出分析可以看出，对患者实施临床护理路径应综合性的通过相关医师、护士长和责任护士对患者共同进行干预，根据患者病情的特点和实际特征进行临床路径表格的制订，保证患者的护理工作具有科学性和系统性，并具备时间性和连续性，能够充分地对患者实施各项护理保护。对患者落实临床护理路径护理属于优质护理的原则，可通过科学的临床路径表格为患者严格地进行各项护理内容的执行，这种护理方案不仅提高了护理系统的稳定性和科学性，还能够主动地对患者进行病房环境的介绍，提高医护工作者的相关护理和治疗程序，使护理过程中的各项注意事项更加明确，可帮助患者消除紧张和焦躁的不良情绪，提升治疗依从性。当患者进入手术室后，患者会出现高度的紧张、焦虑感，对患者提供相关的安抚工作，介绍手术室的环境，有效协助患者改善不良情绪，对促进手术的合理进行发挥了重要作用。综合性护理从患者的体位、饮食、教育和并发症的角度进行相关干预，全方面提高了护理的质量，减轻了患者的疼痛程度，有助于患者预后的改善。

综上所述，结节性甲状腺肿手术患者以临床护理路径实施干预可有效缓解患者的护理后疼痛，促进患者甲状腺功能的改善，减少并发症对机体产生的损害，缓解患者的负性心理，提高整体睡眠质量，使患者的满意度得到提高。

病例 ❷ 乳腺癌的护理

一、病例简介

患者，女，42岁。主因右乳肿物1月余，门诊以"右乳肿物"于2023年4月15日收入院。

既往史：否认肝炎、结核等传染病史，否认高血压、糖尿病等慢性病史，否认手术外伤史，否认药物、食物过敏史。

检查：体温36.7℃，脉搏80次/分，呼吸18次/分，血压104/78mmHg。双乳对称，发现右侧乳房内下可触及一约3cm²×2.5cm²大小肿物，质硬、边界不清楚，活动欠佳，不伴有疼痛，无乳头凹陷及血性溢液，乳房局部皮肤无红肿，左乳未见明显异常，同侧腋窝及锁骨上无触及淋巴结。

> 诊断 乳腺癌。

二、诊疗经过

治疗：于入院后第3天10：30患者在全麻下行右乳癌改良根治术。术毕于13：40返回病房，测体温36.1℃，脉搏80次/分，呼吸20次/分，血压109/70mmHg，氧气吸入3L/min，伤口引流管保持通畅，颜色、性质、量均正常，血氧饱和度98%，切口敷料干燥，胸带加压包扎适宜，患肢无肿胀，桡动脉搏动有力。

三、护理

（一）护理问题/诊断

1. 焦虑、恐惧

与担心疾病、环境陌生、手术、影响体形有关。

2. 舒适的改变

与手术创伤、各种管道限制、麻醉的不良反应有关。

3. 潜在并发症

创口感染，皮下积液，皮瓣坏死，患侧上肢水肿。

4. 知识缺乏

与缺乏患肢功能锻炼相关知识有关。

5. 自我形象紊乱

与乳房切除有关。

6. 低效性呼吸形态

与术后创口疼痛、全麻、手术损伤、胸膜引起气胸、胸带加压包扎有关。

（二）护理措施

1. 焦虑、恐惧

（1）热情接待患者，介绍病区环境及有关规章制度，介绍责任护士、医生及病友。

（2）提供安静、舒适的病区环境，减少不良刺激，注意休息，保证睡眠。

（3）向患者做好术前宣教，说明术前准备的重要性和目的，使其能积极配合。

（4）经常巡视病房，关心安慰患者，耐心讲解患者提出的问题。

（5）适当地向患者及家属介绍相关疾病，介绍同类疾病患者现身说法。

（6）向患者说明术后可通过使用义乳或乳房重建术来矫正。

2. 舒适的改变

（1）术后6h去枕平卧，待生命体征稳定后取舒适体位。

（2）如出现恶心、呕吐时嘱其头偏向一侧，查其原因（如使用镇痛泵），必要时按医嘱使用止吐药。

（3）向患者说明疼痛出现的必然性，评估疼痛的部位、性质、持续时间，指导放松疗法，分散注意力。

（4）妥善放置各种引流管，翻身时注意引流管固定。

3. 潜在并发症

（1）保持引流管通畅，保持持续有效的负压吸引，妥善固定，观察引流液的色、质、量的变化，并记录，下床活动时勿将引流管高于创口。

（2）观察患侧上肢皮温、血运、感觉及活动。

（3）保持胸带包扎松紧度适宜，若发现异常情况，应及时报告医生，协助处理。

（4）避免在患侧上肢静脉输液，测血压以及避免提重物，制订患侧上肢功能锻炼计划，并协助实施。

4. 知识缺乏

（1）术后当天，患肢制动，适当抬高患肢。

（2）术后第1~2天，握拳、伸指、屈腕活动。

（3）术后第3~4天，屈肘活动。

（4）术后第5~7天，患肢做抬上臂活动，避免外展。

（5）术后第8天，肩部活动，逐步增加肩部活动范围。

（6）术后第10天起，指导患者做上臂的全关节活动。

5. 自我形象紊乱

（1）加强心理护理，做好患者及家属（尤其是丈夫）的思想工作，让家属多关心患者。

（2）向患者讲解如果病情愈合好的话，可以使用义乳或乳房重建术来矫正。

6. 低效性呼吸形态

（1）术毕返回病房后，予心电监护，氧气吸入，去枕平卧6h。

（2）严密观察生命体征的变化，尤其是呼吸频率、节律及氧饱和度。

（3）观察患者的神志意识、面色，口唇有无发绀。

（4）观察胸带包扎松紧是否合适，观察肢端血运，活动及感觉。

四、知识拓展

乳腺癌是女性中常见的恶性肿瘤，世界上乳腺癌的发病率及死亡率有明显的地区差异。乳腺癌大都发生在41～60岁、绝经期前后的妇女，病因尚未完全明了，但与下列因素有关。①内分泌因素：已证实雌激素中雌酮与雌二醇对乳腺癌的发病有明显关系，黄体酮可刺激肿瘤的生长，但亦可抑制脑垂体促性腺激素，因而被认为既有致癌，又有抑癌的作用。催乳素在乳腺癌的发病过程中有促进作用。临床上月经初潮早于12岁，停经迟于55岁者的发病率较高；第一胎足月生产年龄迟于35岁者发病率明显高于初产在20岁以前者；未婚、未育者的发病率高于已婚、已育者；②饮食与肥胖：影响组织内脂溶性雌激素的浓度，流行病学研究表示脂肪的摄取与乳腺癌的死亡率之间有明显的关系，尤其在绝经后的妇女；③放射线照射以及乳汁因子：与乳腺癌的发病率亦有关。此外，直系家属中有绝经前乳腺癌患者，其姐妹及女儿发生乳腺癌的机会较正常人群高3～8倍。

乳腺癌最常见的第一个症状是乳腺内无痛性肿块，大多是患者自己在无意中发现的。10%～15%的肿块可能伴有疼痛，肿块发生于乳房外上象限较多，其他象限较少，质地较硬，边界不清，肿块逐步增大，侵犯库柏韧带（连接腺体与皮肤间的纤维束）使之收缩，常引起肿块表面皮肤出现凹陷，即称为"酒窝征"。肿块侵犯乳头使之收缩，可引起乳头凹陷，肿块继续增大，与皮肤广泛粘连，皮肤可因皮下淋巴的滞留而引起水肿，由于皮肤毛囊与皮下组织粘连较紧密，在皮肤水肿时毛囊处即形成很多点状小孔，使皮肤呈"橘皮状"。癌细胞沿淋巴网广泛扩散到乳房及其周围皮肤，形成小结节，称为卫星结节。晚期时肿瘤可以浸润胸肌及胸壁，而与其固定，乳房亦因肿块的浸润收缩而变形。肿瘤广泛浸润皮肤后融合成暗红色。弥漫成片，甚至可蔓延到背部及对侧胸部皮肤，形成"盔甲样"，可引起呼吸困难；皮肤破溃，形成溃疡，常有恶臭，容易出血，或向外生长形成菜花样肿瘤。有5%～10%患者的第一症状是乳头溢液，有少数患者可以先有乳头糜烂，如湿疹样，或先出现乳头凹陷。少数患者在发现原发灶之前先有腋淋巴结转移或其他全身性的血道转移。癌细胞可沿淋巴管自原发灶转移到同侧腋下淋巴结，堵塞主要淋巴管后可使上臂淋巴回流障碍而引起上肢水肿。肿大淋巴结压迫腋静脉可引起上肢青紫色肿胀。臂丛神经受侵或被肿大淋巴结压迫可引起手臂及肩部酸痛。锁骨上淋巴结转移可继发于腋淋巴结转移之后或直接自原发灶转移造成。一旦锁骨上淋巴结转移，则癌细胞有可能经胸导管或右侧颈部淋巴管进而侵入静脉，引起血道转移。癌细胞亦可以直接侵犯静脉引起远处转移，常见的有骨、肺、肝等处。骨转移中最常见是脊柱、骨盆及股骨，可引起疼痛或行走障碍；肺转移可引起咳嗽、痰血、胸腔积液；肝转移可引起肝大、黄疸等。

五、讨论分析

乳腺癌发病率逐年上升，已成为全球女性中最常见的恶性肿瘤，针对该疾病的根治术、辅助术后药物化疗是目前乳腺癌主要的治疗手段之一。然而，身体乳房的残缺以及化疗引起的副反应，使得乳腺癌患者心理失衡，这种失衡通常表现为紧张烦躁、焦虑、恐惧、悲观绝望、情绪低落等。若不及时对患者进行心理疏导，其负性情绪势必对治疗会产生严重影响。在乳腺癌根治术辅助术后药物化疗患者护理中开展应用人性化护理是非常必要的；同时对有情绪障碍的患者实施美国心理学家埃利斯的合理情绪疗法（rational-emotive therapy，RET），可使患者重建合理思想，从而使负性情绪症状得以减轻或消除，达到有效的治疗效果。

越来越多的患者对获得治疗性护理服务和舒适的人性化服务需求逐年增高，这也是促使人性化服务成为现代护理的发展趋势。研究表明，乳腺癌患者化疗期间最容易出现焦虑、恐惧情绪，导致病情往往比实际化疗前还要严重，需及时对患者进行焦虑抑郁状况的心理干预。面对乳腺癌术后化疗患者的焦虑抑郁情况，建立以患者为中心的人性化护理，开展再教育过程中合理情绪疗法的心理干预护理可以帮助患者解决焦虑抑郁情绪，使患者尽早建立良好心理素质，这对治疗效果具有良好的促进作用。

合理情绪疗法相信人能够"自己救自己"，主张通过改变认知而改变情绪。本研究中乳腺癌患者的不护理信念有"癌症等于死亡，是医不好的病""我是没有用的人，拖累了家庭""我再也不能完美的生活在世上"等。护理人员运用人性化护理+情绪疗法帮助患者建立合理信念，如"癌症不等于死亡，现在医学水平的提高，只要选择积极有效的医疗措施，是完全可以稳定病情的""家人都关心我，只要我积极乐观，就是对亲人最好的回报""虽然疾病导致外表的缺陷，但我仍然能以一个完整的人生和乐观信念"。以此消除负性焦虑抑郁情绪，使患者重获积极乐观信念。除此之外，通过人性化护理+情绪疗法也能提高患者住院期间对护理满意度，有利于建立良好的医患关系，对患者和医务人员、医疗机构都会起到积极作用。至于这种护理干预方法的具体应用和广泛应用尚需要进一步研究证实。

病例 ❸ 原发性肝癌的护理

一、病例简介

患者，女，65岁。主因右上腹痛伴腹胀1个月，为间断性胀痛，可向背部放散，伴腹胀，无皮肤巩膜黄染，无寒战、发热，无恶心，呕吐，大、小便正常，门诊以"肝占位"于2021年11月12日收入院。

既往史：剖宫产术后21年，当时曾输血，具体血型及输血量不详，有高血压10年，最高达220/100mmHg，现服用"硝苯地平片10mg，口服，1次/日"，自诉血压控制在（140～170）/（80～90）mmHg。有药物过敏史，对青霉素过敏。

检查：体温36.9℃，脉搏62次/分，呼吸20次/分，血压140/80mmHg。患者右上腹痛，伴腹胀，为间断性胀痛，无恶心、呕吐。皮肤黄染，弹性正常，无水肿，无蜘蛛痣，无肝掌。急诊查CT提示：右肺下叶背段支气管扩张，双肺下叶钙化结节双侧肺门增大，钙化结节；肾囊肿，双侧胸腔少量积液，肝占位性病变可能。

诊断 原发性肝癌。

二、诊疗经过

治疗：遵医嘱给予护胃、抗炎、保肝、镇痛、补液等治疗。于入院后第3天8：30，患者在全麻下行腹腔镜左半肝切除术，术毕于13：40，返回病房测体温36℃，脉搏62次/分，呼吸20次/分，血压130/80mmHg，氧气吸入3L/min，胃管、尿管、肝断面、小网膜孔引流管均保持通畅，颜色、性质、量均正常。

三、护理

（一）护理问题/诊断

1. 急性疼痛

与肿瘤迅速生长导致肝包膜张力增加、全身广泛性转移、侵犯后腹膜或癌症破裂出血有关。

2. 潜在并发症

（1）出血：与手术创伤、缝线结扎不紧、术后抵抗力差、术后带管活动、牵拉、受压有关。

（2）胆瘘：与缝线结扎不紧、术后感染，术后带管活动有关。

（3）肝断面感染：与手术创伤、机体抵抗力有关。

（4）皮下气肿：与手术创伤有关。

（5）深静脉血栓形成：与术后卧床有关。

（6）感染：与机体抵抗力有关。

3. 焦虑

与环境陌生、生活环境改变及对疾病知识缺乏了解有关。

4. 知识缺乏

缺乏对肝占位认知与疾病相关检查、饮食、治疗知识。

5. 有皮肤完整性受损的危险

与患者术后体弱、禁食水、卧床有关。

6. 有受伤的危险

与虚弱、年龄、营养不良、行动不便有关。

7. 自理缺陷

与移动能力受损、活动状态受损、术后要求卧床有关。

8. 有体液不足的危险

与出血和禁食、禁水等有关。

（二）护理措施

1. 急性疼痛

（1）进行疼痛评估，观察、记录患者疼痛性质、程度及伴随症状。观察疼痛部位、程度，如有异常立即通知医生

（2）给予心理护理、精神安慰。

（3）协助患者采取舒适体位如半卧位，指导其进行有节律的深呼吸，达到放松和减轻疼痛的目的。

（4）指导患者咳嗽、深呼吸时按压腹部，以保护伤口，减轻疼痛。

（5）妥善固定引流管，防止引流管来回移动所引起的疼痛。

（6）指导患者使用松弛术、分散注意力等方法，如听音乐等，以减轻患者对疼痛的敏感性。

（7）药物止痛：明确诊断后遵医嘱使用止痛药物，半小时后观察用药后疼痛有无缓解，如无缓解，继续通知医生，遵医嘱给予相应处理。

2. 潜在并发症

（1）出血：①观察引流液的颜色、性质、量，1次/小时，如有异常立即通知医生；②观察伤口渗血、渗液情况，如有异常及时通知医生。

（2）胆瘘：①保持引流管通畅，注意观察引流液的颜色、性质、量，如有异常及时通知医生；②观察患者有无腹痛、腹胀、发热等情况，如有异常立即通知医生；③嘱患者尽量患侧卧位，避免下床活动；④有胆汁漏出腹外时，保持瘘口皮肤清洁、干燥，瘘口周围可涂氧化锌软膏保护。

（3）肝断面感染：①观察引流液颜色、性质、量，1次/日，发现异常及时通知医生；②密切观察病情变化，发现异常及时通知医生。

（4）皮下气肿：①密切观察生命体征变化，如有异常及时通知医生；②观察患者情绪变化，1次/日，嘱勿紧张。

（5）深静脉血栓形成：督促患者主动活动双下肢4次/日，指导其进行踝泵运动。

（6）感染：①消毒尿道口2次/日，观察尿液颜色性质；②督促患者漱口2次/日。

3. 焦虑

（1）介绍病区环境、人员、制度，为患者创造安全、舒适的环境。

（2）向患者讲解疾病相关知识如检查、饮食、治疗，讲解情绪与疾病的关系，以及保持乐观情绪的重要性，介绍成功病例，使患者树立战胜疾病的信心。

（3）分散患者注意力，如听音乐、与人交谈等。

4. 知识缺乏

（1）向患者讲解相关检查的注意事项，饮食、治疗知识等。

（1）抢救药品设备处于完好备用状态，讲解胃管、尿管、小网膜孔、肝断面引流管的作用和自护知识，并明确标识。

（2）保持管道有效通畅并妥善固定、防止滑脱。

（3）悬挂防导管脱落警示标识。

（4）如有脱管发生，执行意外脱管应急预案。

（5）告知患者向对侧翻身时避免牵拉管路，如长度不够需将引流袋放置在床上。

（6）告知患者向患侧翻身时避免管路扭曲、受压。

（7）告知患者下床后引流管低于伤口，自然下垂手提，避免牵拉。

（8）鼓励患者早期下床活动。

5. 有皮肤完整性受损的危险

（1）督促患者翻身1次/2小时。

（2）悬挂警示标识。

（3）使用气垫床，向患者及家属讲解压疮知识和预防压疮的重要性。

（4）保持床单位整洁、无渣屑。

（5）保持皮肤清洁、干燥，避免排泄物、汗液等浸渍。

6. 有受伤的危险

（1）患者需家人24h寸步不离陪伴。

（2）向家属讲解床档保护的重要性及使用方法。

7. 自理缺陷

（1）护理人员协助患者进行相关护理工作。

（2）24h家人陪护满足患者的生活需求。

8. 有体液不足的危险

（1）遵医嘱给予患者补充液体及电解质。

（2）正确指导患者饮食。

（3）了解患者化验结果。

（4）监测患者生命体征变化。

四、知识拓展

原发性肝癌（hepatocellular carcinoma，HCC）是常见的消化系统恶性肿瘤之一，因其病死率很高，故严重影响人类健康。

不同地区肝癌的病因不尽相同。我国HCC的主要致病因素为HBV感染，其他致病因素包括食物中的黄曲霉毒素B（AFB）污染及饮水污染等；吸烟、饮酒、遗传因素等也起一定作用。①病毒性肝炎：世界卫生组织肝癌预防会议指出，HBV（乙型肝炎病毒）与肝癌有密切、特定的因果关系，两者相关率高达80%。在全球范围内HBV感染和HCC流行率地理分布相吻合，HBsAg携带者HCC发病率是阴性患者的100倍。我国为HBV高度流行地区，多项研究显示，我国肝癌患者中HBV总感染率达90%左右，并且最常见的感染模式是HBsAg、HBeAb、HBeAb三项同时阳性。男性患者乙肝相关性肝癌的发生率及病死率均明显高于女性。HBV除通过形成肝硬化而导致HCC外，还有直接致癌作用。动物实验和分子生物学研究表明，感染HBV的土拨鼠和树駒可发生HCC；HBV-DNA整合到人基因组中可激活一些癌基因（如N-ras），并使一些抑癌基因发生突变；HBV的X蛋白与p53基因结合，使后者失去抑癌功能；②HCV与肝癌的关系：HCV感染是西方国家及日本终末期肝病的首位原因，也是HCC的首要病因；HCV所致HCC绝大多数发生在肝硬化的基础上。无论在HBV感染率高或低的国家，病例对照研究和队列研究均显示HCV与HCC有关；HCC患者癌组织及癌周肝组织中可检出HCV复制的中间体（HCV-RNA负链）；感染HCV的黑猩猩在7年之后可以发生肝癌；②黄曲霉毒素：有研究表示，黄曲霉毒素（AFT）尤其是黄曲霉毒素B1（AFB1）是人类HCC的病因，流行病学研究人群的AFB，摄入量（主要为霉变的玉米或花生）与其HCC病死率呈正相关，AFB1可使HBV携带者患HCC的风险提高3倍；动物实验证实AFT可导致肝损害并诱发肝癌；分子生物学研究发现AFB1可导致p53突变（249密码子）而使后者失去抑癌活性；③饮水污染：流行病学研究提示肝癌病死率与饮水污染程度呈正相关，且饮水污染是一个独立于HBV与AFT以外的另一个肝癌危险因素。动物实验提示，给大鼠饮用污染水（沟宅水、塘水）较饮用井水更易促进黄曲霉毒素诱癌的发生。改变饮水类型后肝癌病死率有下降趋势。饮水中的致癌物质目前尚未完全明了，蓝绿藻污染可能是其重要因素之一。

五、讨论分析

原发性肝癌是一种严重的恶性肿瘤，手术切除是治疗该疾病的首选方法。然而，由于手术复杂且创伤大，术后护理显得尤为重要。科学的术后护理不仅能减少并发症，还能提高患者的生存率和生活质量。

呼吸道护理：术后护理中，应鼓励患者深呼吸和有效咳嗽，必要时进行雾化吸入以帮助排痰。每次雾化后，协助患者翻身并轻拍背部，促进痰液排出。这一措施有助于预防肺部感染，保持呼吸道通畅。

饮食护理：术后初期，患者需禁食3d，待肠蠕动恢复后逐渐给予流质、半流质饮食，并最终过渡到普通饮食。选择高热量、高蛋白、高维生素、低脂肪且易消化的食物，少食多餐，避免生冷硬食物。定期测量体重，监测营养状况，确保患者获得足够的营养支持，以促进身体恢复。

清洁与感染预防：术后患者身上常有各种引流管，如腹腔引流管、导尿管等，这些都增加了感染的风险。因此，应加强皮肤护理，每天用温水擦洗全身保持口腔和会阴部清洁。定期更换床单和病号服，严格执行无菌操作，合理使用抗生素，密切观察伤口愈合情况。通过这些措施，有效预防感染的发生。

康复护理：术后早期卧床休息，避免剧烈运动。根据患者恢复情况，逐步指导其进行床上活动和早期下床活动。术后间歇给予氧气，保护肝细胞，促进肝功能恢复。同时，加强心理护理，帮助患者缓解焦虑、恐惧情绪，积极配合治疗和护理。

综上所述，原发性肝癌切除术后护理涉及多个方面，从呼吸道管理、饮食营养、感染预防到并发症的观察与处理，每一个环节都至关重要。科学的术后护理不仅能减少并发症，提高手术成功率，还能改善患者的生活质量和预后。因此，医护人员应高度重视术后护理，制定详细的护理计划，并严格执行，以促进患者早日康复。

病例 ❹ 慢性结石性胆囊炎急性发作的护理

一、病例简介

患者，女，32岁。于1周前无明显诱因出现剑突下及右上腹疼痛，未给予治疗，入院前3d腹痛加重，呈持续性钝痛，并向肩背部放散，伴轻度恶心，未呕吐，无寒战发热，为求进一步治疗于2023年6月5日入院治疗。

既往史：既往体健，无其他慢性病及感染病史，无过敏史。

检查：体温38.5℃，脉搏90次/分，呼吸24次/分，血压110/70mmHg。患者意识清，可回答问题，语言流利，发育正常，营养良好，心律齐，无腹胀及腹部膨隆，皮肤巩膜颜色正常，无黄染。辅助检查：血常规示白细胞$11.6×10^9$/L，红细胞$4.6×10^9$/L，血红蛋白130g/L，中性粒细胞百分比80%，CRP 1.5mg/L。TBIL 20.5μmol/L，DBIL 7.9μmol/L，ALT 13U/L，AST 14U/L。胆囊大小约11.7cm×5.0cm，壁厚0.8cm，胆囊内见多个强回声团，较大者直径为1.8cm，声影（+），移动（+），附壁可见多个高回声突起，较大者直径0.3cm。B超提示：胆囊结石、胆囊炎、胆囊胆固醇性息肉。

诊断 慢性结石性胆囊炎急性发作。

二、诊疗经过

治疗：于6月11日全麻下行腹腔镜胆囊切除术，给予一级护理，半卧位，心电监护，氧气吸入，留置腹腔引流管。

三、护理

（一）护理问题/诊断

1. 体温过高

与术后感染或对手术创伤反应有关。

2. 清理呼吸道低效、气体交换受损

与不能有效咳嗽、呼吸道分泌物过多、痰液黏稠不易咳出有关。

3. 疼痛

与活动牵拉创口有关。

4. 舒适的改变

与恶心、呕吐、腹胀、切口及手术中或术后体位有关。

5. 潜在并发症

胃肠反应、胆漏、出血等。

6. 导管滑脱

导管固定不牢，位置不准确。

（二）护理措施

1. 体温过高

（1）监测患者体温变化，测量体温4次/日。

（2）患者卧床休息，适量饮水。

（3）给予温水擦浴、冰敷等物理降温，必要时，遵医嘱使用退热剂。

（4）保持床单位干燥，及时更换汗湿衣被，注意保暖。

（5）加强口腔护理。

2. 清理呼吸道低效、气体交换受损

（1）给予患者半卧位或高枕卧位，床头抬高30°~60°。

（2）定时协助患者有效咳痰，给予翻身叩背，保持呼吸道通畅。

（3）遵医嘱给予药物雾化吸入，使痰液稀释以利于痰液咳出。

（4）备好吸痰设施，必要时给予吸痰。

3. 疼痛

（1）分散患者注意力，减少病室噪声，创建安静、舒适环境。

（2）给予患者半卧位，减轻切口张力。

（3）教会患者咳嗽时，用手加压按压住伤口，减轻疼痛。

（4）更换体位时动作要缓慢。

（5）必要时遵医嘱应用止痛药物。

（6）指导患者采用放松技巧，如深呼吸。

（7）妥善固定引流管，防止牵拉。

4. 舒适的改变

（1）保持室内温度在18～22℃，湿度55%～60%。

（2）给予肢体按摩及适合的体位。

（3）鼓励患者早期活动，促进肠蠕动，尽早排气。

（4）给予清淡、易消化、富含多种维生素的饮食。

5. 潜在并发症

（1）胃肠道反应、恶心、呕吐：发生呕吐时，嘱患者平卧，头偏向一侧，及时清除口腔的呕吐物，勿使呕吐物吸入气管内而发生吸入性肺炎。给予口腔护理，延长禁食时间。必要时遵医嘱给予适当补液治疗及应用止吐药物，延长禁食时间。严重时可给予胃肠减压。

（2）胆漏：密切观察患者的生命体征，全身情况，有无黄疸，并注意引流物量、性质、颜色及大便颜色，引流管是否排出胆汁样液等异常表现，发现异常及时报告。

（3）出血：术后严密观察患者有无出血征象，术后2h测血压、脉搏、呼吸1次，血压平稳后则延长测量间隔时间，注意腹腔引流液的量及颜色。若引流液呈红色或短期内引流量较大应及时报告医生。保持引流管通畅,手术后每30~60min挤压引流管1次,以免管腔堵塞,观察切口敷料是否清洁干燥,有无渗血及渗液。

6. 导管滑脱

给予妥善固定,防牵拉,放置位置安全,做好防滑脱标识。

四、知识拓展

结石性胆囊炎,指由于胆囊结石慢性刺激或急性嵌顿而引起的胆囊慢性(急性)感染或炎症。另有5%的胆囊炎患者不伴有结石,称非结石性胆囊炎。慢性结石性胆囊炎急性发作严重时可引起化脓性胆管炎、胆囊穿孔、肝功能损害、黄疸等。

多数慢性结石性胆囊炎无明显症状或仅感右侧上腹部发作性绞痛。一般行B超检查可确诊,手术前通常需要行CT或MR检查或胆管造影进行评估。急性胆囊炎发作时应立即到医院治疗,排除急性心肌梗死、肺栓塞、肠系膜静脉栓塞,急性肠梗阻等严重威胁生命的疾病后予解痉止痛、抗菌消炎等治疗。胆囊切除术是急性胆囊炎的根本治疗手段,任何抗菌药物治疗都不能替代手术治疗,目前腹腔镜下微创治疗是很好的治疗手段。

五、讨论分析

由于胃肠道受到刺激,肝脏功能受到抑制,胆汁分泌量降低,会影响整个消化系统功能,所以术后第1天,仅可以进流食,如米汤、面汤,可带少量米;第2天可进低脂半流质饮食,如带米的稀饭、薄素面片、煮烂一点的蔬菜等,最好2~3d内不要进食牛奶、豆浆。在术后1个月内应减少脂肪类食物的摄入,禁食高脂肪类和煎炸食品。减少脂肪类摄入,主要指不吃或尽量少吃肥肉、动物内脏、蛋黄及油炸食品,烹调尽量少用动物油,可适量增加植物油。菜肴应以清蒸、炖煮、凉拌为主,特别要忌食辛辣刺激性食物。胆囊切除后,因缺乏足量浓缩胆汁,若过量摄入脂肪和胆固醇，会引起消化功能紊乱，重者出现脂性腹泻导致营养不良，避免暴饮暴食或过度饥饿，尽量做到少量多餐。消化不良的症状大概会持续半年，随着时间的推移，胆总管逐渐扩张，会部分替代胆囊的作用，消化不良的症状也就会慢慢缓解。

对患者予以热情接待，语言亲切、关心患者，积极取得患者的信任，建立良好的护患关系。要鼓励患者树立对待疾病的正确态度；对不利于养病的思想，应及时给予开导；做好自我心理调整。对患者进行一次心理评估，根据患者情况给予心理干预，确保患者心理状态较好，情绪稳定，能够主动配合治疗，提高治疗效果。应对他们进行有关胆囊炎、胆结石常识的宣传，正确地认识这种疾病，告知他们哪些情况下才可能癌变。指导患者纠正不良的生活习惯，科学合理地安排饮食，适当进行运动锻炼，保持乐观向上的情绪。应尊重患者，耐心倾听，谈话耐心。鼓励家属增加探望次数，鼓励陪护及医护人员多与患者交流。

病例 ❺ 蛛网膜下腔出血的护理

一、病例简介

患者，女，53岁。因突发剧烈头痛，伴恶心、呕吐1d入院。患者因起床时突发头痛，呈持续性，不能缓解，尤以双颞部为主，无放射性，呕吐呈非喷射性，呕吐物为胃内容物，无发热、抽搐、失语，无偏瘫及肢体活动障碍，但意识嗜睡，起病以来，患者精神食欲差，二便可，体重无明显减轻。于2022年12月27日入院。

既往史：既往有原发性高血压病史3年，自服硝苯地平片无规律，血压控制不理想。无糖尿病史，无外伤手术史，否认肝炎、结核等传染病史，无输血史，无药物过敏史，否认近期口服"阿司匹林"等抗凝药物。

检查：体温37.0℃，脉搏62次/分，呼吸16次/分，血压162/103mmHg。患者嗜睡，哥拉斯评分12分。检查不合作，急性病容，瞳孔等大等圆，直径2.5mm大小，对光反射灵敏。头颅大小及形态正常，鼻腔及外耳道无异常分泌物，眼球活动可，无眼睑下垂，口角无㖞斜，咽反射正常，颈部抵抗感，呼吸规则，双肺呼吸音正常、无啰音及哮鸣音，心律齐、心音正常，腹部外形正常，无包块、压痛及反跳痛，肝、脾、胆囊未扪及，肾区无叩痛，肠鸣音正常。浅反射及腱反射正常，双下肢肌力、肌张力正常，病理征阴性。辅助检查：头CT检查示蛛网膜下腔出血，入院后DSA检查示蛛网膜下腔出血，左侧前交通动脉瘤。

诊断 ①蛛网膜下腔出血；②左侧前交通动脉瘤；③原发性高血压。

二、诊疗经过

治疗：于入院当天行脑血管造影术，第2天行颅内动脉瘤栓塞术。

三、护理

（一）护理问题/诊断

（1）知识缺乏：缺乏颅内动脉瘤破裂的防治知识。

（2）潜在并发症：颅内出血（再出血）、脑血管痉挛、深静脉血栓、上消化道出血。

（3）有出血的危险。

（4）自理缺陷：与患者意识障碍、卧床有关。

（5）焦虑/恐惧：与疾病有关。

（6）便秘的可能：与改变排便方式有关。

（二）护理措施

1. 卧床休息

病初绝对卧床休息4～6周，床头抬高15°～30°，以利于颅内静脉回流，降低颅内压。保持室内安静，尽量减少搬动和过早的离床活动，严格限制探视，保持病室安静。保持大便通畅，协助患者在床上大小便，培养定时排便习惯。多食高纤维、高维生素的食物。防止便秘和尿潴留，告知患者勿用力排便，防止颅内压升高，若3d未解大便，要及时处理，必要时使用缓泻剂或润肠剂，如口服果导片，外用开塞露。保持患者情绪稳定，治疗护理集中进行。保持患者呼吸道通畅，呕吐时头偏向一侧，防止呕吐物引起窒息，引起吸入性肺炎。应及时清除口鼻腔分泌物，定时翻身拍背，促进痰液排出，指导有效咳嗽。

2. 密切观察病情变化

严密观察患者意识、瞳孔、血压的变化，若出现意识障碍或呈进行性加重，双侧瞳孔不等大，光反射不敏感，对光反射迟钝或消失，头痛剧烈，血压升高，呼吸和脉搏减慢时，提示患者病情变化，应考虑颅内有再出血或继发性出血，及时汇报医生，做好抢救准备。避免一切能引起脑压升高的因素，如血压升高，应指导患者按时服用降压药物，排除便秘和尿潴留，及时给予干预，保持患者情绪稳定。

3. 用药观察及护理

根据医嘱使用脱水剂，一般用20%甘露醇快速静脉滴注，能有效缓冲脑水肿，降低颅内压，严格遵医嘱按时间性治疗，在20~30min滴完。输液过程中应加强巡视，防止药液外渗，以免损伤组织，引起坏死。同时配呋塞米与甘露醇交替使用以增强脱水效果。

4. 头痛的护理

与颅内压增高、血液刺激脑膜或继发性脑血管痉挛有关。随着用药治疗，出血停止，脑内血肿吸收，头痛会逐渐减轻，指导患者消除紧张、恐惧的心理，保持情绪稳定。对意识清醒者可以酌情给予适量的止痛剂或镇静剂，禁用易引起呼吸抑制的药物如吗啡类，按医嘱使用脱水剂如20%甘露醇、呋塞米，并观察患者不良反应。

5. 心理护理

蛛网膜下腔出血患者由于持续剧烈的头痛，难以忍受，往往表现为易怒烦躁、频繁地翻身坐起、大幅度翻身等过度用力动作，容易引起蛛网膜下腔再次出血，护理人员应告诉患者头痛的原因是出血、脑水肿所致的脑内压力增高，血液刺激脑膜或脑血管痉挛所引起。随着药物治疗，出血停止，脑内血肿吸收，头痛会逐渐减轻好转，与患者进行心理沟通，消除其紧张、恐惧、焦虑心理，增强其战胜疾病的信心。尽量倾听患者的诉说，多与患者交流，分散他们的注意力，耐心细致地讲解与蛛网膜下腔出血有关的知识，引导他们认识自己的疾病，主动配合治疗和护理，战胜疼痛。如患者烦躁厉害，应汇报医生，使用药物干预疼痛，使患者安静以避免脑内再出血或因为烦躁加重病情，根据患者病情发展阶段制定护理计划和护理操作程序，保证患者适当的休息和睡眠，促进患者早日康复。

6. 并发症的护理

做好患者生活和基础护理，口腔护理2次/日，保持口腔清洁卫生，保持皮肤清洁，用温水擦浴，翻身叩背，防止发生压疮、坠积性肺炎等。对留置胃管者，防止应激性溃疡；鼻饲前先回抽胃液，观察胃液是否呈咖啡色或血性，有无黑便，如有异常应及时汇报医生，并做饮食指导。

7. 饮食

食物应给予易消化、高维生素、高纤维、低盐低脂的食物，多喝水，适当及早使用缓泻剂，避免便秘，加重腹压引起脑内压升高。

四、知识拓展

蛛网膜下腔出血（subarachnoid hemorrhage，SAH）是指脑底部或脑表面血管破裂后，血液流入蛛网膜下腔引起相应临床症状的一种卒中，又称为原发性蛛网膜下腔出血。

该病症状严重程度与出血的速度、持续时间以及出血量有关。动脉瘤的破裂引起动脉内的血液在压力作用下进入蛛网膜下腔。颅内压的突然增高可暂时抑制活动性出血，并引起严重头痛及呕吐。血液的缓慢渗出引起颅内压缓慢增高。蛛网膜下腔中的血液会刺激脑膜，导致头痛、畏光以及颈强。由于颅内压增高和脑膜受刺激，SAH患者会出现意识混乱、躁动以及一过性或持续的意识水平下降。

蛛网膜下腔出血虽然只占脑卒中的5%，但该病的发病年龄较轻，在所有卒中造成的减寿中，它占了1/4以上。动脉瘤性蛛网膜下腔出血的死亡率约为50%，有10%~15%的蛛网膜下腔出血患者死在家中或转运途中。大部分患者死于再出血，所以治疗的首要目的是闭塞动脉瘤。患者入院时一般情况较差，可能由多种原因造成，包括最初的出血、再出血形成血肿、急性脑积水或大面积的脑缺血。

大约85%的蛛网膜下腔出血是由脑基底部囊状动脉瘤引起的。这类动脉瘤不是先天就有的，而是后天形成的。在某些病例身上，动脉瘤有其特殊的病因，例如创伤、感染或结缔组织病。囊状动脉瘤多发生在动脉分叉处，通常位于脑底面，所以动脉瘤不是在Wills环本身，就是位于Wills环附近的分叉部位。大多数颅内动脉瘤不会破裂。随着动脉瘤的增大，破裂的风险也增加，但临床上常见的绝大多数破裂的动脉瘤较小，尤其是＜1cm；对此解释是90%的动脉瘤较小，在这么多动脉瘤中，只要有一小部分发生破裂，其数量就会远远超过体积大的动脉瘤。对于蛛网膜下腔出血来说，可改变的危险因素包括高血压、吸烟、酗酒。目前不能完全解释囊状动脉瘤的起源、增大以及破裂的过程。正常的颅内动脉是由胶原组成的外膜、中间的肌层以及含有内皮细胞的内膜组成的。颅内动脉没有外弹力层，并且位于蛛网膜下腔中，周围缺乏支撑组织。关于动脉壁破坏的理论主要有以下几种：先天及基因的异常会导致动脉中层的缺陷；高血压及动脉粥样硬化引起的退行性病变会改变血管壁的结构；动脉炎性增生；局部内弹力层的退化。一些学者强调动脉中层的先天缺陷导致动脉瘤产生，中层缺失肌性物质是导致缺陷的最常见原因，这种情况在动脉分叉处更容易发生。一些有颅内动脉瘤的患者Ⅲ型胶原产生量降低。同时人们还发现远离动脉瘤的动脉壁出现细胞外基质的结构蛋白异常。上述危险因素可使发病风险增加1倍。2/3患者有这些可改变的危险因素，而基因因素只占1/10。在有阳性蛛网膜下腔出血家族史的患者，患病的平均年龄要比散发病例早。然而，由于家族性蛛网膜下腔出血只占10%，所以体积大的、多发的动脉瘤更多地出现在散发病例中。在家族性蛛网膜下腔出血的患者之中，基因是很重要的因素。虽然对候选基因的认识还很不够，但可以确定的是，其中包括了编码细胞外基质的基因。在常染色体显性多囊肾病的患者中，颅内动脉瘤出现的机会大约为10%，但是这一部分患者只占所有蛛网膜下腔出血患者总数的1%。虽然动脉跨壁压突然增大是动脉瘤破裂的重要原因，但引起动脉瘤破裂的因素是很复杂的。据报道在膜下出血之前有20%的患者存在过度用力（如剧烈体力活动、性交等），但没有证据表明它们是必要条件。

动脉瘤多位于动脉分叉处。动脉分支处形成的发育不全的小分支及动脉主干锐角发出的分支处特别容易形成动脉瘤。大约90%的动脉瘤位于前循环。常见的前循环好发部位包括：①两侧前交通动脉连接处及与大脑前动脉连接处；②大脑中动脉分叉处；③颈内动脉与眼动脉、后交通动脉、脉络膜前动脉及大脑中动脉连接处。基底动脉尖及椎动脉颅内段（特别是小脑后下动脉起始处）为后循环中最常见的部位。

临床常见的蛛网膜下腔出血病因，约占10%。这种蛛网膜下腔出血的危害性相对于动脉瘤来说要小，目前出血原因尚不十分清楚，据推测是中脑周围的小静脉破裂所致出血。出血一般集中于中脑周围的脑池中。通常情况下，出血的中心位于中脑或脑桥的前面，但是有些患者的血局限于四叠体池。该类出血不会扩展到外侧裂，也不会扩展到纵裂的前部。某些情况下，血液会沉积在脑室系统，但是仅有脑室内出血或出血扩展到脑实质提示存在其他原因。确定该病因一是根据CT显示血液在蛛网膜下腔中的分布情况，二是血管造影（DSA）没有发现动脉瘤。值得注意的是，中脑周围出血并非全都是非动脉瘤性中脑周围出血。每20～40个此类患者中就有一个是基底动脉或椎动脉的动脉瘤破裂，高质量的CT血管造影就可有助于排除这种情况。CT对诊断有较重要的意义，当血管造影没有发现动脉瘤，而CT显示的出血范围超过了上述范围，就要高度警惕动脉瘤的存在，可以加做CTA，或在患者病情稳定后再次复查DSA。一般建议患者3个月后再次复查造影，若还没有发现动脉瘤，就可以基本排除存在动脉瘤的可能。有研究表明，第2次造影的阳性率比第3次的要高，也就是说，第2次没有发现动脉瘤，再进行血管造影的意义也不大了。

与动脉瘤性蛛网膜下腔出血相比，这类出血"突然"发生的头痛往往是逐渐加重的（在数分钟之内而非数秒内），并且患者在入院时一般是清醒的；少数患者有轻微的失定向。目前，尚无肯定证据表明该类出血会引起迟发性脑缺血。由于患者预后良好，所以很少能获得尸检结果进行病因学研究。临床症状轻微、头颅CT上发现血液沉积较局限，脑血管造影正常都不支持存在动脉瘤，事实上，这种出血不支持所有动脉源性的出血。相反，脑桥前或脚间池的静脉破裂可能是出血来源。另一个支持该理论的间接证据是这部分患者的中脑周围静脉经常直接注入硬脑膜窦，而不是Galen静脉，这也可以起到病因提示作用。

五、讨论分析

蛛网膜下腔出血是神经科常见的脑血管疾病，主要由于颅内非外伤性动脉破裂（如先天性颅内动脉瘤、动静脉畸形等）所致。血液入蛛网膜下腔，引起颅内高压与脑水肿，严重者可并发脑疝。多数患者在发病前有明显诱因，如情绪激动，用力劳动，用力大便等因素均能使血压突然升高而促使已有病变的血管破裂出血致本病。主要临床表现有剧烈头痛、喷射状呕吐、神志不清与抽搐。据国内有关资料报道，死亡率高达40%，本病的另一特点为易复发。因此，对于蛛网膜下腔出血的患者，做好急性期、恢复期的护理及出院指导显得尤其重要。

疼痛评估在疼痛护理中具有重要意义：临床实践证明，疼痛严重影响患者的生活和生存质量。因此，增进其舒适程度，缓解患者疼痛是提高康复质量的重要问题。人在不同的时间或情绪下对于疼痛的感受不同，且不同的人在同样性质的躯体损伤处理下，疼痛感受也不同，因此，正确地评估疼痛对于有效降低疼痛感具有重要的意义。

疼痛评估有助于提高患者满意度：三种评估工具适合不同年龄及文化程度患者，而且形象、直观，患者易于参与配合；在进行评估及患者自我评估的指导宣教中，加强了护患间的沟通，增进护患关系的良好发展，连续、动态的疼痛评估使患者感受到的治疗效果和疼痛变化。

疼痛评估应用的主要优点：简单、形象、直观地反映了患者疼痛程度；疼痛评估使护士能主动关注患者的疼痛情况，使护理更加主动，疼痛评估不仅可以对护理起到指导作用，而且便于医师准确了解患者的疼痛程度及其变化过程，进而有针对性地进行治疗。

注意事项：评估工具作为疼痛评估的主要组成部分，在应用中需要结合患者不同的认知和学习能力。在评估过程中，需要护士具备一定的疼痛评估知识和动机性访谈的技巧，调动患者评估的积极性。因此，在个人评估环节，患者给出疼痛分值后，护士要帮助患者再一次确认分值，以便结果客观准确。

综上所述，疼痛评估可直观反映患者各个时间段的疼痛分值，使护士能够主动关注患者的疼痛情况，对于进行主动的治疗和护理，进而提高了患者对护理工作的临床满意度。

病例 ❻ 难治性癫痫的护理

一、病例简介

患者，女，27岁。因"间断抽搐发作伴意识丧失6年"于2023年8月25日入院治疗。患者21岁时突发周身抽搐，意识丧失，头偏向右侧，双眼球上翻偏向右侧，持续约3min，半小时后清醒并缓解，发作后觉头痛及乏力，无目的自动，无幻听幻视，无恶心，无大小便失禁，就诊当地医院，考虑癫痫，口服治痫灵，具体不详。来院前德巴金口服1年，早晚各1.5片。癫痫间断发作，期间频繁小发作，表现全身打冷战，平均每月大发作4~5次，小发作20多次。

既往史：癫痫史6年，无过敏史及外伤史。

检查：体温36.19℃，脉搏78次/分，呼吸18次/分，血压128/70mmHg。患者意识清，对答切题，查体合作。但神情淡漠，言语、智力减退，记忆力正常。患者双侧瞳孔等大，对光反射灵敏，四肢活动自如，生活可自理。辅助检查：头CT以及MRI均未见异常，头EEG提示癫痫样放电，异常脑电图。

> 诊断 难治性癫痫。

二、诊疗经过

治疗：入院第2天开始进行动态脑电图监测，5d后行左侧迷走神经刺激电极植入术+胸壁脉冲发生器植入术。

三、护理

（一）护理问题/诊断

1. 有受伤的危险

与癫痫发作有关。

2. 自我形象紊乱

与癫痫发作和药物依赖有关。

3. 有误吸的危险

与癫痫持续状态及支气管分泌物增多有关。

4. 脑组织灌注量改变

继发于癫痫的脑缺氧、脑水肿。

5. 有感染的危险

与手术切口有关。

6. 无能为力

与疾病的突发性及反复性有关。

7. 知识缺乏

与缺乏信息及误解信息有关。

（二）护理措施

（1）患者入院后尽量安排在舒适、安静的病房，保持患者心情愉快，保证充足的睡眠与休息，减少癫痫发作的诱发因素。

（2）由于癫痫对患者的生活有极大的影响，造成了患者的恐惧、焦虑、悲观、自卑等消极情绪，因此护士既要积极正视患者客观存在的心理表现，也要向患者说明不良情绪对疾病的影响，要关心、体贴患者，避免羞辱和歧视，要求家属给患者以心理支持。介绍成功病例及目前情况，增强患者对治疗的信心。

（3）向患者及家属讲解陪护的必要性及相关知识，只要患者上床就要设立床栏，床旁禁止放置一切尖锐物品，床头备有吸氧吸痰装置，以备癫痫发作时可以及时使用。

（4）嘱患者有前驱症状时立即平卧，避免摔伤。癫痫发作时，勿用力挤压患者肢体，防止骨折或脱臼。癫痫发作时，应及时使用牙垫（压舌板，用纱布包裹），放入臼齿处，防止舌咬伤。癫痫持续状态时，应给予氧气吸入并及时吸出呼吸道内分泌物，防止发生误吸。

（5）停止抽搐后，将患者头偏向一侧。癫痫发作后，让患者充分卧床休息。

（6）患者术后积极观察伤口愈合情况，有瘙痒时可用碘附棉签进行消毒，避免抓挠引起感染。麻醉苏醒后床头抬高15°~30°，减少皮肤表面张力，促进伤口愈合。

（7）术后可出现声音嘶哑、饮水呛咳等不良反应，主要是由刺激迷走神经反射所引起的，大部分在术后3~5d消失。护士应积极向患者及家属讲解发生的原因，减少患者的紧张情绪。

（8）护理效果：经过10d的治疗与护理，现患者病情稳定，精神状态佳，饮水时稍有咳嗽，但可自诉原因及防止呛咳办法。

四、知识拓展

癫痫是一组由大脑神经元异常放电所引起的突然、短暂、反复发作的脑部功能失常综合征。因异常放电的神经元涉及部位和放电扩散范围的不同，可引起运动、感觉、意识、自主神经等不同的功能障碍。每次神经元的阵发放电或短暂过程的脑功能异常称为癫痫发作。一个患者可有一种或数种发作的形式。

癫痫是神经系统的常见病之一。国内流行病学调查，其患病率为3%~8%，年发病率约为37/10万，某些发展中国家可多达（100~190）/10万。

五、讨论分析

癫痫患者饮食原则上与常人无别，尽可能做到食品多样化，多吃富有营养、易于消化的食物，如面食、豆类、瘦肉、鸡蛋、鱼、牛奶等，尤其应多食用豆类、新鲜蔬菜、水果、乳制品，这些含高蛋白质和含磷脂丰富的食品，有助于脑功能的恢复和减少发作次数。少吃一些膏粱肥厚的食品，鹅肉、羊肉更应少吃；对一些刺激性很大的食物，如辣椒、葱、蒜，也少吃为好，否则，不利于疾病的康复。另外，还要注意饮食有节，克服偏食、异食、暴饮、暴食、饥饿不均等习惯，尤其是儿童，饮食过量往往可以诱发癫痫发作。平时可多吃酸性食物。科学研究表明，食物对原发性癫痫有一定的影响，碱性食物能诱发癫痫，酸性食物则能抑制癫痫发作（指原发性癫痫）。因此，患者平时宜吃酸性食物，如花生、核桃、猪肉、牛肉、鱼、虾、蛋类等。但继发癫痫用酸性食物治疗则无效，必须积极治疗原发疾病，才能减少或避免癫痫的发作。要控制水和盐的摄入。癫痫易在体内积蓄水分过多的情况下发病，这是为什么呢？有研究认为癫痫发作是从脑中心——间脑这个部位开始的，刺激间脑即可引起癫痫发作。间脑是人体水液的调节中枢，大量的液体食物和盐分进入体内，会加重间脑负担，从而导致癫痫发作。所以，癫痫患者应尽量少吃水和盐，包括果汁、可乐、西瓜、咸菜、咸鱼、咸肉等。烟酒可使神经兴奋性增高，诱发癫痫发作。因此，癫痫患者应绝对禁止喝酒，并限制烟、茶、咖啡等刺激性物质的摄入，避免影响疾病康复。

由于患者及家属长期奔波于各大医院，治疗效果一直不明显，所以患者对医护人员有抵触情绪，经常持有怀疑态度。为了使心理指导更有效，针对该患者在生活中的爱好，如经常做手工，可投其所好准备彩色卡纸与患者接近，逐渐了解患者情况，取得信任后每3d对其进行1次护理评估，根据患者心理情况进行心理干预，确保患者心理状态较好，情绪稳定，能主动配合治疗。

病例 ❼　输尿管结石的护理

一、病例简介

患者，男，27岁。患者因突然出现左侧腰部疼痛，并向会阴部放散，血尿，于2024年3月5日入院就诊。

既往史：患者既往体健，无药物过敏史，无肝炎、结核传染病史，无烟酒嗜好。

检查：体温36.7℃，脉搏70次/分，呼吸20次/分，血压120/80mmHg。患者意识清，精神状态佳，呼吸平稳，心电监护示窦性心律，心律齐。辅助检查：尿常规：镜下血尿，大量白细胞，结晶。X线：提示左侧输尿管结石。彩超：提示左侧输尿管、肾盂扩张。

| 诊断 | 输尿管结石。 |

二、诊疗经过

治疗：入院后，完善相关检查，给予解痉、镇痛等治疗。现疼痛症状缓解。

三、护理

（一）护理问题/诊断

1. 急性疼痛

与结石刺激引起的炎症损伤及平滑肌痉挛有关。

2. 知识缺乏

缺乏预防尿石症的知识。

3. 潜在并发症

感染形成。

（二）护理措施

1. 急性疼痛

缓解疼痛，嘱患者卧床休息，局部热敷，指导患者做深呼吸，放松，以减轻疼痛。遵医嘱应用解痉止痛药物，并观察疼痛缓解情况。

2. 知识缺乏

鼓励患者大量饮水，多活动。大量饮水可以稀释尿液预防感染，促进排石，在病情允许的情况下，适当做一些跳跃运动，或经常改变体位，有助于结石排出。

3. 潜在并发症

病情观察，观察尿液的颜色与性状，体温与尿液检查结果，及早发现感染征象，观察结石排出情况，做结石成分分析，指导结石治疗与预防。

4. 护理效果

经过3d的治疗，腰痛减轻，尿常规检查未见异常。

四、知识拓展

输尿管结石是泌尿系统结石中的常见疾病，发病年龄多为20～40岁，男性略高于女性。其发病率约占上尿路结石的65%。其中90%以上是继发性结石，即结石在肾内形成后降入输尿管。原发于输尿管的结石较少见，通常合并输尿管梗阻、憩室等其他病变。所以输尿管结石的病因与肾结石基本相同。从形态上看，由于输尿管的塑形作用，结石进入输尿管后常形成圆柱形或枣核形，亦可由于较多结石排入，形成结石串，俗称"石街"。

解剖学上输尿管的3个狭窄部将其分为上、中、下3段：①肾盂输尿管连接部；②输尿管与髂血管交叉处；③输尿管的膀胱壁内段。此3处狭窄部常为结石停留的部位。除此之外，输尿管与男性输精管或女性子宫阔韧带底部交叉处以及输尿管与膀胱外侧缘交界处的管径较狭窄，也容易造成结石停留或嵌顿。过去的观点认为，下段输尿管结石的发病率最高，上段次之，中段最少。但有临床研究发现，结石最易停留或嵌顿的部位是输尿管的上段，约占全部输尿管结石的58%，其中又以第3腰椎水平最多见；而下段输尿管结石仅占33%。在肾盂及肾盂输尿管连接部起搏细胞的影响下，输尿管有节奏地蠕动，推动尿流注入膀胱。因此，在结石下端无梗阻的情况下，直径≤0.4cm的结石约有90%可自行降至膀胱随尿流排出，其他情况则多需要进行医疗干预。

五、讨论分析

输尿管结石属于泌尿系统疾病，男性高发，指的是位于输尿管的尿路结石，多源于肾脏，症状表现为肾绞痛、尿频、尿急等，严重时可导致肾积水、尿毒症等，引起肾功能障碍，危害患者的生命健康的同时影响其日常生活和工作。输尿管镜气压弹道碎石术（URSL）利用气压弹道将结石粉碎，便于排出体外，因为创伤小，避免了传统开放性手术的痛苦，同时操作便捷且治疗效果较佳被广泛应用于输尿管结石的临床治疗当中。但是该项技术容易对患者的输尿管造成损伤，虽然在术后会留置双J管来降低感染风险，但是因为位置特殊，患者对此疾病认知缺乏，极易产生恐惧情绪，导致应激反应出现，影响手术的预后，所以采取有效的护理方式尤为重要。

输尿管结石患者中有九成以上都是在肾内形成结石再进入输尿管当中，小部分是因为输尿管阻塞病变所导致，虽然结石形成的机制尚未完全清楚，但病变诱因较多，如机体代谢改变、尿路异常、环境、职业等因素，同时症状多样，疼痛、血尿、尿频、尿痛等，严重时会导致肾积脓、肾积水等危及生命安全的症状，不仅影响患者的生活工作，更影响健康。目前治疗此病多采用URSL，虽然是微创手术，创口小，对机体的损伤小，但是依旧会出现不良反应，加上多数患者对疾病缺乏正确的认知，对URSL的了解更是少之又少，因此易对治疗效果产生怀疑，滋生不良情绪，影响疗效。为了提高疗效，有效的护理干预必不可少，而舒适护理具备针对性，不仅重视患者的需求，还结合其病情及心理状态，降低其在治疗期间的不适，使其保持良好的状态，以较高的配合度来迎接治疗，进一步提升疗效，减少不良反应。

有研究结果显示，舒适组手术时间、住院时间均低于，出血量少于常规组低（P＜0.05），这是由于术前向患者讲解疾病的信息，提高其对疾病的了解，尤其是改变了患者因为对URSL不了解，所产生的错误认知，加上病友会、成功案例的介绍，进一步提升患者对医护人员的信赖感，治疗的配合度提高；术前的准备充足，在最大程度上减少了因为准备不足所出现的失误，术中动作轻柔而准确的配合医师工作，及时处理不良症状，使得疗效较佳，加上术后的护理认真细致，使患者恢复较快，出院时间缩短，减轻了经济负担。舒适组疼痛程度降低（P＜0.05），因为护理针对性强，以患者为中心，术前注重患者的心理，及时缓解对方的不良情绪；术中积极配合医师，提高手术效率，减少手术损伤，并对并发症进行对症处理；术后的护理积极全面，观察生命体征、注重双J管的保护、饮食指导和对症的并发症处理，全方位地降低患者在术后可能产生的伤害，不易产生不适，恢复速度加快，疼痛感降低。舒适组负面情绪缓解（P＜0.05），虽然URSL的创伤小、没有传统开放性手术的剧烈痛苦，优势明显，但是患者对URSL的了解不足，极易因为错误认知出现焦虑、抑郁情绪，加上疾病所带来的痛苦，不良情绪蓄积，术前的心理护理很好地解决了这一问题，将患者的顾虑打消，更加积极地配合治疗；治疗的效果较佳，加上优质的护理，进一步加快恢复速度，不适感减少，不良情绪不易产生。舒适组不良反应伤依旧可引起患者的应激反应，导致不良反应发生。针对性的术中对症治疗，术后的并发症针对性护理，将不良反应的发生降到最低。

综上所述，采用舒适护理干预对行URSL的输尿管结石患者的效果更佳，耗时更短，术中耗时短，出血量少，出院时间缩短，所需的费用减少，不良反应也少，疼痛缓解，心理状态改善，值得应用推广。

病例 ❽ 前列腺癌的护理

一、病例简介

患者，男，40岁。尿频、尿急、尿痛半年，为进一步治疗于2024年3月28日入院。

既往史：高血压2年，血压最高达200/120mmHg。均药物控制，控制情况一般。无药物过敏史，无肝炎、结核等传染病史。

检查：体温36.89℃，脉搏70次/分，呼吸20次/分，血压120/80mmHg。患者意识清，精神状态佳，呼吸平稳，心电监护示窦性心律，心律齐。辅助检查：B超：前列腺增生伴钙化，血流阻力指数增高。直肠指诊：可触及前列腺结节，质地坚硬。化验检查：血清前列腺特异抗体（PSA）＞4ng/mL。X线：静脉尿路造影未发现侵及膀胱，未发现骨转移。穿刺活检：经直肠B超引导下穿刺活检确诊为前列腺癌。

> 诊断 前列腺癌。

二、诊疗经过

治疗：入院后完善各项检查，给予术前准备及健康宣教。于2019年3月30日在全麻下行根治性前列腺切除术。术后送病理示：前列腺癌。患者自诉切口疼痛，肛门有排气。医生查体无特殊。遵医嘱抗炎对症治疗。

三、护理

（一）护理问题/诊断

（1）疼痛：术前与膀胱痉挛有关，术后与手术切口有关。

（2）排尿形态异常：与膀胱出口梗阻、逼尿肌受损有关。

（4）潜在并发症：感染。

（5）有管道脱落的危险。

（6）有皮肤完整性受损的危险：与留置引流管、卧床有关。

（7）焦虑和恐惧：与对癌症的恐惧，害怕手术及担心自我形象的改变有关。

（二）护理措施

1. 疼痛

（1）术前患者的疼痛是由排尿困难引起的，应观察疼痛的部位、程度、性质，有无伴随症状；可嘱患者排尿时深呼吸，减轻疼痛程度；不能缓解时遵医嘱给予镇痛药。

（2）术后患者的疼痛是由手术切口引起的，向患者耐心解释疼痛的原因，教会患者放松术，可嘱患者分散注意力，深呼吸。不能缓解时遵医嘱给予镇痛药。

2. 排尿形态异常

（1）观察排尿情况，注意患者排尿的次数和特点，特别是夜尿的次数。为保证患者的休息和减轻焦虑的心情，可遵医嘱给予镇静安眠药。

（2）及时留置尿管引流尿液，同时鼓励患者多喝水，起到内冲刷作用。

3. 潜在并发症

（1）术后出血：①前列腺切除后，需要用生理盐水持续冲洗膀胱；注意根据尿色，控制冲洗的速度，色浅则慢，色深则快；若尿色深红或逐渐加深，及时报告医生并协助做好相应处理；确保冲洗及引流的通畅，如有血块，及时高压冲洗或吸出；准确记录出入量；②注意观察手术切口敷料有无渗血，翻身时动作要轻柔，防止伤口裂开出血，如发现渗血量大，及时报告医生并协助做好相应处理。

（2）感染：①观察手术切口敷料周围有无红肿、压痛，或波动感，定时测量生命体征，如体温升高或超过38℃，伴脉搏加快，应及时报告医生做相应的处理；②每天更换引流袋，更换引流袋时注意严格无菌操作，同时给患者做会阴冲洗，保持尿道口清洁；③鼓励患者大量饮水，饮水可以起到内冲刷的作用，有利于尿路感染的预防。

4. 有管道脱落的危险

（1）加强巡视，定时观察管道情况，防止管道扭曲、堵塞和脱落。

（2）嘱患者翻身时动作缓慢，避免牵拉引流管导致脱落。

（3）每天做好管道的床边交接班。

5. 有皮肤完整性受损的危险

（1）术后卧床3~5d时，注意协助患者翻身，防止局部受压时间过长而发生压疮。

（2）注意营养均衡，患者有高血压，饮食要低盐、低脂。

（3）鼓励患者吃蔬菜等粗纤维食物，保持大便通畅，防止便秘导致血压升高和切口裂开。

（4）注意保暖，预防感冒，防止咳嗽引起伤口裂开。

6. 焦虑

多与患者沟通，并讲解疾病的相关知识，通过成功病例现身说法，从而减轻患者的心理负担，同时鼓励患者树立战胜疾病的信心，以良好的心态面对疾病和治疗。

四、知识拓展

前列腺癌是世界上最常见的男性恶性肿瘤之一。发达国家发病率高于发展中国家，美国的前列腺癌发病率占男性恶性肿瘤首位，在欧美是占第二位的常见的男性恶性肿瘤。我国前列腺癌发病率远低于西方国家，但近年呈显著增长趋势。由于人们提高了对前列腺癌的警惕性，特别是前列腺特异性抗原（PSA）检测和经直肠B超在前列腺癌诊断中的广泛应用，前列腺癌的早期诊断率已较前大大提高。

前列腺癌的发病率在世界范围内有很大不同，美国黑人发病率最高，亚洲和北非地区发病率最低。发病率大致如下：欧洲多数国家为20/10万男性人口；中国、日本、印度等亚洲国家低于10/10万男性人口。说明前列腺癌的发病有种族差异。

临床无症状而于尸检或其他原因检查前列腺时发现的为潜伏癌，即组织学证实为前列腺癌，但不发展成为临床癌。前列腺潜伏癌的发病率在25%~40%。对前列腺增生症手术标本进行病理检查，发现有癌病灶者称为偶发癌，占前列腺增生症手术的8%~22%，我国统计为4.9%。

前列腺癌的发病机制还不清楚，但与性激素有一定的关系。从事化工、染料、橡胶、印刷等职业者，前列腺癌发病率较高，但诱癌的化学成分仍不清楚。高脂饮食是前列腺癌的诱发因素而不是病因，其中红色肉类危险最大，饱和脂肪酸、单不饱和脂肪酸、α-亚油酸常与恶性程度高的前列腺癌有关。绿色蔬菜中含有的高水平的维生素A可以抑制前列腺癌的发生，蔬菜中的类雌激素样物质可以干扰雄激素对前列腺癌的作用，减少前列腺癌的发生。输精管结扎术是否使发生前列腺癌的危险性增加还有待深入研究。病毒感染是前列腺癌的环境触发点。癌基因和抑癌基因是前列腺癌发生发展的重要因素。H-ras基因突变是在肿瘤细胞中发现最早的突变基因。局限性前列腺癌中间ras基因突变率为6%~25%。在潜伏癌中多见K-ras基因突变，而在临床癌中则以H-ras基因突变为主，提示K-ras基因突变的前列腺癌不易向恶性发展。

遗传性前列腺癌：前列腺癌有一定的家族遗传倾向，发病年龄＜55岁的前列腺癌患者约43%有遗传倾向。在所有前列腺癌患者中仅约9%有家族遗传倾向。

五、讨论分析

前列腺癌是临床男性发病率较高的恶性肿瘤，而患者主要为中老年人，我国前列腺癌的发病率较高，据相关研究显示，我国前列腺癌发生率和死亡率均较高，分别占全球的8%、13%左右。手术治疗是临床中针对前列腺癌患者的主要治疗方法，而前列腺癌根治术则是常见术式，具有较好的治疗效果。但是患者不可避免地存在尿失禁情况，发生机制为手术对盆底神经、尿道括约肌等造成损伤。有研究指出，我国前列腺癌术后尿失禁发生率最高可超过60%，即使术后一年仍超过15%，对患者的生活质量造成严重影响。因此，如何改善患者的术后控尿功能，提高生活质量具有重要的研究价值。行为训练护理能够在一定程度上改善患者的错误认知，强化患者的自我护理能力，指导患者通过一系列康复干预内容来促进患者的预后提高。

通过心理疏导及健康教育能够有效降低不良情绪，并改善自我护理水平。分析原因为患者术后对尿失禁等相关并发症和手术预后情况过度担忧，导致其存在负性情绪，可能影响患者的依从性。而心理疏导时，通过沟通掌握患者的负性情绪存在原因，并给予针对性消除，使患者减低对于前列腺癌的恐惧感，并积极配合临床疗护工作，减少因患病产生的羞耻感，避免存在错误认知，有效提高患者的预后。除此之外，在患者术后的行为训练中，护理人员会指导患者进行一系列训练，可以提高患者尿道括约肌的张力，修复手术带来的损伤，使患者能够基本恢复术前的控尿能力。而膀胱训练旨在提高患者的膀胱存储能力，让患者的尿液能够更长时间的保存在膀胱中，避免出现尿频、尿不尽等情况，使膀胱的顺应性提高。有研究对前列根治术后尿失禁患者应用盆底肌、膀胱的综合康复训练指出，经训练后患者的生活质量改善，治疗效果提高，尿失禁发生次数减少。患者心理状态提高，具有较好的自我护理能力且尿失禁水平提高，生活质量水平自然加强。

综上所述，行为训练护理前列腺癌根治术后的效果积极，可以患者改善心理状态及控尿功能，促进其自我护理能力提高，加强其生活质量，值得推广。

病例 ⑨ 失血性休克的护理

一、病例简介

患者，男，32岁。因"车肇事后9h余"为主诉于2023年5月16日入院。患者于2d前自驾小货车与水泥罐车相撞，患者神清，面部及左上肢存在大面积挫裂伤，左上肢存在多发骨折，无呼吸困难，自诉无腹痛，由急救中心送来医院。

既往史：患者反复咳嗽、咳痰数年，否认高血压、糖尿病等慢性病史，否认药物过敏史，否认肝炎、结核等传染病病史。

检查：体温38℃，脉搏156次/分，血压101/60mmHg，呼吸19次/分，血氧饱和度98%。术后全麻未醒，左眼睑肿胀，球结膜水肿，无法测瞳孔，右侧瞳孔3.5mm，对光反射灵敏，面部术区敷料包扎完好，经口气管插管23cm，呼吸机辅助呼吸，双肺听诊呼吸音粗，未闻及明显干、湿啰音，心律齐，左上肢术区持续负压吸引中，腹软，腹部皮肤存在挫裂伤，双下肢水肿，APACHE 122分。

辅助检查：双肺CT提示双肺挫伤、左侧气胸、多发肋骨骨折。腹部CT提示肝脏挫伤、胰腺挫伤。化验示白细胞$7.9×10^9$/L，中性粒细胞比绝对数$6.1×10^9$/L，中性粒细胞百分比77.4%，血小板计数$17×10^9$/L，血红蛋白10^9g/L，凝血酶时间43.3s，抗凝血酶Ⅲ（ATⅢ）31%。活化部分凝血活酶时间131.2s，D-二聚体（金标法）0.5μg/mL，提示凝血异常。

> 诊断 ①失血性休克；②左上肢毁损伤：左上肢截肢、清创术后；③右面部片状缺损、挫裂伤：右面部清创术后；④闭合性胸外伤：多发肋骨骨折，左侧气胸；⑤肝脏挫伤；⑥胰腺挫伤；⑦凝血机制障碍。

二、诊疗经过

治疗：经完善相关检查后，予急诊行左上肢截断、清创术，面部清创术，术中失血6000mL，输血4890mL，术后收入医院监护室。

三、护理

（一）护理问题/诊断

1. 体液不足

与失血性休克有关。

2. 气体交换受损

与双肺挫伤、左侧气胸、多发肋骨骨折有关。

3. 皮肤完整性受损

与车肇事周身散在皮肤受损有关。

4. 体温过高

与感染有关。

5. 有出血倾向

凝血机制异常。

（二）护理措施

1. 体液不足

（1）创伤术中失血量过多，护士在输至血制品过程中严格遵守输血规范，严密监测输血、补液过程中的生命体征、尿量、中心静脉压等指标。

（2）避免输血过程中大量输入冷藏血，使患者体温降低，低于30℃以下易引起心室颤动。

（3）同时补充血制品时先输新鲜冰冻血浆、红细胞；若血小板较低，应补充血小板。

（4）预防大量输血并发症的发生，如循环负荷过重，枸橼酸盐蓄积中毒，出血倾向，体温反应及高钾血症的发生。

2. 气体交换受损

（1）给予气管插管，呼吸机辅助呼吸，严密监测血氧及呼吸的变化，加压吸氧50%。

（2）遵医嘱给予患者化痰、平喘等药物对症治疗。

（3）予祛痰药物雾化吸入3次/日，应用震肺排痰机4次/日，促进痰液顺利排出，必要时给予吸痰护理。

（4）做好口腔护理，避免呼吸机相关性肺炎的发生。

3. 皮肤完整性受损

（1）患者周身散在擦皮伤，右面部片状缺损，严密观察患者面部术区敷料情况，渗血时及时报告医生，避免感染。

（2）周身散在擦皮伤予0.9%生理盐水消毒后，保持干燥，易摩擦部位予湿性敷料保护，敷料渗液面积大于敷料面积2/3时，应及时更换。

4. 体温过高

（1）予冰毯、冰帽物理降温，应用时严密监测体温的变化，根据体温调节冰毯温度。

（2）应用冰帽时，注意保护好患者耳部及颈部，避免直接接触冰帽导致冻伤，可用毛巾包裹耳部及颈部。

（3）做好导管的护理，预防导管相关性感染的发生，中心静脉导管每周维护1次，更换敷料时，采用专用消毒护理包，以氯己定溶液消毒，敷料有渗血或污染时及时更换。

（4）按时翻身、叩背，床头抬高30°，吸痰时严格执行无菌操作，预防呼吸机相关性肺炎的发生。

5. 有出血倾向

严密观察患者周身皮肤有无出血点，观察尿、便颜色的变化，病情变化时应及时报告医生。

四、知识拓展

失血性休克在外科休克中很常见。多见于大血管破裂、腹部损伤引起的肝、脾破裂，胃、十二指肠出血，门静脉高压症所致的食管、胃底曲张静脉破裂出血等。通常在迅速失血超过全身总血量的15%~20%时，即出现休克。主要表现为中心静脉压降低、回心血量减少和CO下降所造成的低血压。在神经-内分泌机制作用下可引起外周血管收缩、血管阻力增加和心率加快。最终因微循环障碍而造成各组织器官功能不全和衰竭。及时补充血容量、治疗其病因并制止其继续失血是治疗失血性休克的关键。

补充血容量和积极制止出血是治疗的关键。两者不能偏废，否则病情将无法控制。

五、讨论分析

造成创伤失血性休克的原因除了病理性因素之外，心理因素、情绪因素和精神因素也是其中一个重要原因，许多患者在创伤产生后由于失血量过多，导致其心理压力过大、情绪过于紧张、精神过于亢奋，以及患者自身可能存在畏血、畏痛等问题，进而导致休克。所以对于创伤失血性休克的治疗除了要给予及时、有效的止血治疗之后，还要对患者的心理状态、情绪状态、精神状态进行干预，由此可以加快患者休克苏醒后的精神、意识、认知恢复速度，提升患者创伤位置的康复速度和康复效果，增强患者在治疗过程中的依从性，减少因为创伤性失血以及创伤失血性休克而导致更多不良反应和相关并发症。创伤失血性休克具有明显的危害性以及对身体的负面影响，创伤失血性休克可能导致患者器官、组织出现缺血、缺氧性病变以及失血后再灌注会诱发多种功能性损伤和障碍，累及全身多种器官、组织、系统。创伤失血性休克具有较高的致死致残率，因此临床治疗以"早发现、早治疗"为核心原则，一般临床对创伤失血性休克的失血量界定点为500mL，可能会更少。治疗介入的时间越早、治疗介入得越及时，患者的治疗效果越好、预后结果越好，治疗后产生的并发症、风险问题更少、致死致残率更低。在创伤失血性休克治疗过程中患者身体会出现多种应激反应，病情也会发生快速变化，因此需要配合优质的、具有针对性的护理对策。特别是对于急诊创伤失血性休克患者而言，护理手段是与治疗同等重要的内容，护理内容的优劣将直接影响患者的治疗效果、功能恢复效果甚至是治疗后的生存质量、生存情况。

优化护理是一种现代化、先进的护理理念和护理对策，良好的医患关系可以让患者家属或陪同人员在急救治疗和护理过程中依从性和配合度更高，院内的治疗效果更好。当患者完成治疗后需要对患者进行有效的心理干预，根据相关医疗研究报道指出，约有72%的患者在创伤失血性休克后会出现不同程度的情绪和心理问题，并会对患者康复带来严重的负面影响。护理人员要针对患者的心理状态，情绪状态对其进行具有针对性的心理和情绪干预，帮助其做出心理恐惧和心理阴影，帮助其建立康复信心。

综上，在急诊严重创伤失血性休克患者的临床护理干预中，采用优质护理措施能够有效提高患者的抢救效果，增强患者的满意度，并可以有效减少不良反应的发生。

病例 ❿　多发性创伤的护理

一、病例简介

患者，男，36岁。主因车祸后烦躁，伤口出血6h，急诊于2022年7月8日收入院，患者6h前乘车时发生车祸，伤及头面部，胸腹部及四肢伤口出血，伤后昏迷情况不详。入院后于手术室行左顶部、枕部头皮裂伤清创缝合术，胸部皮肤裂伤清创缝合术，右手皮肤裂伤清创缝合术，左耳廓清创整形术＋面部多发裂伤清创缝合术。

既往史：既往身体健康，否认高血压、糖尿病、心脏病病史，否认肝炎、结核病史，无外科手术史，无重大外伤史，无输血史。

检查：体温36.3℃，脉搏72次/分，呼吸19次/分，血压140/90mmHg。患者神志恍惚、烦躁，双侧瞳孔正大等圆，对光反射灵敏，全身多处损伤，伤口均有污染。头颅CT提示：左侧脑室积血，双侧耳廓混杂密度影；肺CT提示：右侧第10肋骨骨折，双肺下叶挫伤。

> 诊断　多发性创伤。

二、诊疗经过

治疗：术后入重症医学科复苏，给予重症监测，特级护理，生命体征监测，并给予抗炎、抑酸、化痰、破伤风抗毒素综合治疗。

三、护理

（一）护理问题/诊断

1. 意识障碍

与颅脑损伤有关。

2. 有感染的危险

与头部伤口有关。

3. 潜在并发症

（1）呼吸机相关性肺炎：与使用呼吸机有关。

（2）泌尿系感染：与留置导尿管有关。

（3）口腔感染：与不能进食、留置胃管有关。

（4）下肢静脉血栓：与头部损伤有关。

（5）应激性溃疡：与机体受到严重创伤，重症疾病的应急状态有关。

4. 低效性呼吸形态

与不能进行有效呼吸有关。

5. 清理呼吸道无效

与痰多黏稠、无效咳嗽有关。

6. 急性疼痛

与疾病损伤有关。

7. 营养失调——低于机体需要量

与机体消耗增加、不能进食有关。

8. 有皮肤完整性受损危险

与活动受限、营养缺乏有关。

9. 有导管脱出的危险

与患者意识障碍有关。

（二）护理措施

1. 意识障碍

（1）观察神志瞳孔变化1次/小时。

（2）密切观察生命体征变化。

（3）备好抢救物品及药品，发现异常及时通知医生。

2. 有感染的危险

（1）严格执行手卫生及无菌操作规程。

（2）监测体温变化及化验指标变化情况。

（3）遵医嘱按时给予抗菌药物。

（4）保持患者床单位整洁，头部使用无菌单，如有污染及时更换。

3. 潜在并发症

（1）呼吸机相关性肺炎：①病情允许给予床头抬高30°；②口腔护理1次/6小时；③翻身拍背1次/2小时；④按需吸痰；⑤呼吸机集水罐处于最低位，及时倾倒集水管冷凝水；⑥更换呼吸机管路1次/周，如有污染及时更换；⑦湿化罐使用无菌注射用水。

（2）泌尿系感染：①会阴护理2次/日；②观察尿液颜色、性质、量，1次/2小时；③尿管，集尿器每周更换一次；④妥善固定尿管，集尿器高度低于膀胱水平，避免接触地面，保证引流装置密闭性；⑤患者活动或搬运时妥善固定引流管并给予夹闭，防止逆行感染；⑥清空尿液时遵循无菌原则，避免集尿器的出口碰触到收集容器。

（3）口腔感染：①口腔护理1次/6小时；②观察口腔黏膜1次/6小时。

（4）下肢静脉血栓：①悬挂"预防下肢静脉血栓"标识；②观察下肢血运情况及有无肿胀；③应用抗血栓泵。

（5）应激性溃疡：①观察胃液（或呕吐物）颜色、性质、量，发现异常及时通知医生；②应用保护胃黏膜药物治疗，观察用药后效果。

4. 低效性呼吸形态

（1）给予舒适卧位，有利于呼吸。

（2）保持供氧通畅。

（3）按需吸痰。

5. 清理呼吸道无效

（1）观察患者咳痰能力及配合程度。

（2）按需吸痰，保持呼吸道通畅。

（3）翻身拍背1次/2小时。

（4）应用排痰机。

6. 急性疼痛

（1）评估患者疼痛部位、性质、伴随症状。

（2）遵医嘱给予镇静、镇痛药物。

（3）观察用药后的效果。

7. 营养失调——低于机体需要量

（1）监测营养指标变化情况。

（2）遵医嘱给予肠内、外营养支持治疗，保证营养供给。

8. 有皮肤完整性受损危险

（1）悬挂"防压疮"标识。

（2）翻身拍背1次/2小时。

（3）应用气垫床。

（4）局部应用减压贴。

（5）保持床单位整洁、干燥。

（6）每班检查并交接皮肤情况。

9. 有导管脱出的危险

（1）悬挂"防止导管脱落"标识。

（2）患者活动或搬运时妥善固定或夹闭管路。

（3）保护性约束。

（4）如患者躁动遵医嘱应用镇静药物。

四、知识拓展

多发性创伤是指机体在单一机械致伤因素作用下，同时或相继遭受两处或两处以上创伤；其中，至少有一处较严重，即使单独存在也可威胁病人生命，称为多发伤。

根据以上定义，凡具有以下两条或两条以上的均可诊断为多发性创伤：①颅面部外伤：颅骨骨折、颅内血肿、脑挫伤或裂伤、颌面部骨折；②颈部损伤：大血管损伤或颈椎损伤；③胸部损伤：多发肋骨骨折、血气胸，心，肺、气管、纵隔、膈和大血管损伤；④腹部损伤：腹腔内实质、空腔脏器损伤、出血，后腹膜血肿；⑤脊柱骨折伴有神经损伤；⑥骨盆骨折伴有休克；⑦上肢长骨干，肩胛骨骨折；⑧下肢长骨干骨折；⑨四肢广泛撕脱伤；⑩泌尿、生殖系损伤：肾、膀胱、子宫，尿道、阴道破裂。

五、讨论分析

临床常见多发性创伤多由意外事故导致，指单一机械因素导致两个或两个以上解剖部位出现严重损伤。多发性创伤患者多因病情复杂且起病较急，致使机体内环境平衡紊乱，从而引发一系列系统功能障碍，致残率与致死率均较高。随着生活水平提高，多发伤发生率多因工程事故、交通事故等原因而逐年上升，严重威胁患者生命健康安全。目前，常规抢救多为各科室一同进行抢救，配合不到位的情况屡见不鲜。对多发性创伤患者来讲，伤后1h内的抢救黄金时间是抢救成功率升高的关键因素。各科室会诊仅对各自科室相关内容了解，无法对整体伤势伤情做出分析，极易引起漏诊、误诊现象。因此，对多发性创伤患者建立安全、有效的护理措施，对提高抢救成功率有显著作用。专职化层级护理可根据护理人员的工作经验、资历建立层级梯度制度，将护理人员分为3个层级，有相对资深的护理人员、领导、资历较浅的护理人员，从而充分发挥每位护理人员的能力，落实责任，充分提高护理质量，从而提升抢救成功率。

研究结果提示，专职化层级护理能缩短患者救治时间，分析原因可能是将护理人员按不同等级分组，预检分诊组专科护士辅助进行ISS伤情评分及创伤部位判定，确诊为严重多发性创伤者开放绿色通道，积极配合医生急救。专职化层级护理能显著提升多创伤性患者抢救成功率。这是因为专科护士充分发挥各自职能，清理患者口腔异物，随时准备予以吸引、吸痰，保持患者呼吸道顺畅，密切监测患者呼吸状态、循环系统及整体病情，可有效提高抢救成功率。专职化层级护理能保障患者抢救时效性。患者满意度是护理服务质量的重要指标，充分提高护理质量，从而提升抢救成功率，患者护理满意度也得以提升。

综上所述，专职化层级护理能提高急诊多发性创伤患者抢救时效与抢救成功率，患者护理满意度较高。

参考文献

[1]倪强.外科疾病诊疗学[M].天津：天津科学技术出版社，2020.

[2]黄朔，马瑞东，鞠东辉，等.常见外科疾病诊疗学[M].重庆：重庆大学出版社，2021.

[3]白锡波，孙洪江，刘汝海.外科临床思维与出科考核[M].哈尔滨：黑龙江科学技术出版社，2021.

[4]董龙增.临床普通外科及手术实践[M].汕头：汕头大学出版社，2021.

[5]董林波.外科疾病诊疗进展与实践[M].长春：吉林科学技术出版社，2021.

[6]刘小雷.实用外科疾病诊疗思维[M].北京：科学技术文献出版社，2021.

[7]樊政炎.临床外科与骨科诊疗[M].长春：吉林科学技术出版社，2019.

[8]王文鹏.临床外科疾病诊治[M].北京：科学技术文献出版社，2019.

[9]季士顺.神经外科疾病诊断与治疗[M].武汉：湖北科学技术出版社，2023.

[10]宁尚波.现代外科技术与手术治疗方法[M].北京：中国纺织出版社，2022.

[11]门秀东.普通外科诊疗思维[M].天津：天津科学技术出版社，2020.

[12]刘兆才.神经外科疾病临床诊疗[M].长春：吉林科学技术出版社，2019.

[13]李沙丹.泌尿外科常见疾病诊疗技巧[M].南昌：江西科学技术出版社，2019.

[14]侯本国.泌尿外科疾病诊疗思维与实践[M].长春：吉林科学技术出版社，2019.

[15]潘长景.泌尿外科常见疾病诊疗[M].昆明：云南科技出版社，2020.

[16]齐瑞.外科常见疾病诊断与治疗[M].北京：科学技术文献出版社，2019.

[17]张杰.临床常见胸心外科诊疗技术[M].长春：吉林科学技术出版社，2020.

[18]李文光.临床泌尿外科疾病新进展[M].开封：河南大学出版社，2021.

[19]付海柱.泌尿外科临床医学[M].昆明：云南科技出版社，2020.

[20]张光辉，王维杰，励新健.普胸外科疾病诊疗常规[M].北京：化学工业出版社，
2021.

[21]黄秋记.常见外科疾病临床诊疗[M].长春：吉林科学技术出版社，2019.

[22]王科学.实用普通外科临床诊治[M].北京：中国纺织出版社，2020.

[23]李文强.现代骨外科手术治疗学[M].开封：河南大学出版社，2020.

[24]吴成如.现代脊柱外科技术[M].长春：吉林科学技术出版社，2019.

[25]董立红.实用外科临床诊治精要[M].长春：吉林科学技术出版社，2019.